腎臓の世界的名医
が教える

腎機能が改善する おいしい ゼロ塩スープ

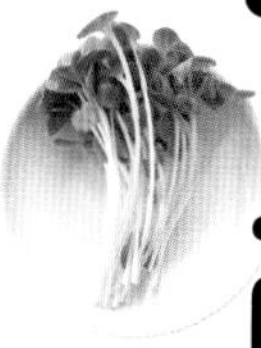

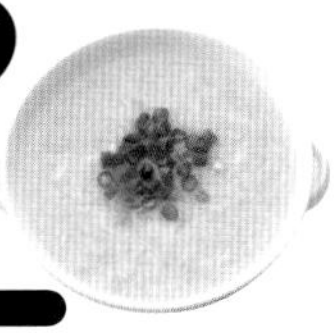

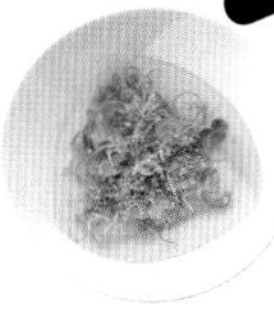

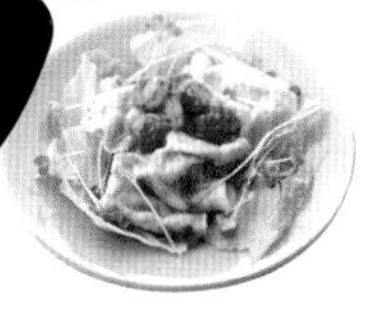

上月正博
東北大学名誉教授
山形県立保健医療大学理事長・学長

料理
金丸絵里加
管理栄養士

宝島社

ゼロ塩スープで味覚革命！

がまんはしない。
鈍感舌を鍛えて
薄味の奥に潜むうまみを
しっかり受け止める。
一生元気な腎臓で
おいしく食べて健康に。

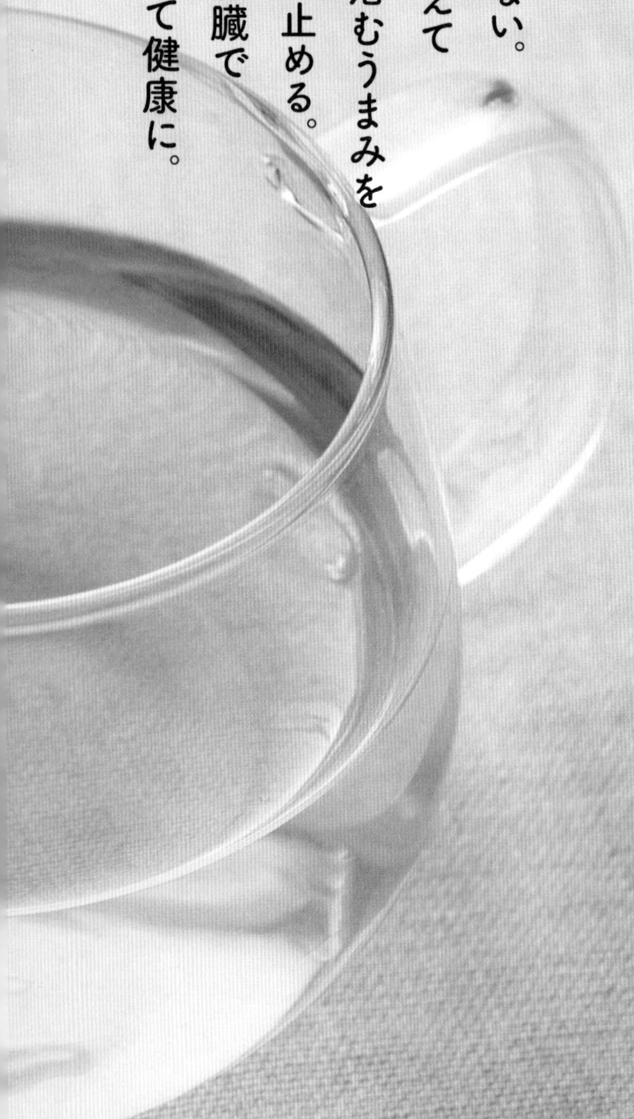

基本のゼロ塩スープを
毎日の習慣にし、
ちょい足しゼロ塩スープで
飽きずに無塩の朝食を。
慢性腎臓病で気をつけたい
カリウムやリン、たんぱく質の
制限にも対応する1冊です。

薄味で満たされて
腎機能を守る

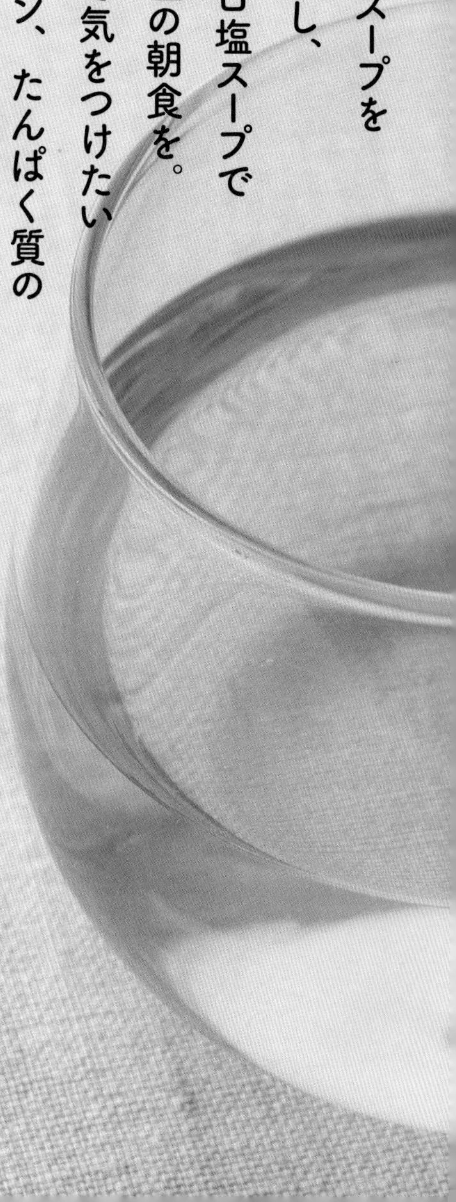

腎機能に赤信号が灯った人、慢性腎臓病と戦っている人が一生おいしく食べられるように腎機能を守り、改善するための食べ方と知識の集大成です

慢性腎臓病（ＣＫＤ）という病気をご存じですか？
日本では現在、推定約１４８０万人（成人の８人に１人）が
慢性腎臓病だというデータがあり、国民病とすらいわれています。
糖尿病性腎症、慢性腎炎、腎硬化症、膠原病による腎症、
多発性嚢胞腎、急速進行性腎炎などがあり、
慢性腎臓病とは、こうしたさまざまな腎臓の病気の総称で、

腎臓の働きが低下した状態が続くことをいいます。
最大の原因は生活習慣。糖質や塩分などをとりすぎる偏った食生活、
摂取エネルギーオーバーによる肥満や動脈硬化がその代表です。

腎機能が衰えると、心筋梗塞や脳卒中といった
循環器の重大なトラブルを起こす危険性が高くなります。
体内の老廃物を排出できないため、尿毒症を起こし、命を落とすこともあります。
ほとんど症状がないままに悪化していきますが、健康診断で見つけられます。

できるだけ早く発見し、治療を受けるとともに
食生活を見直すことで機能を改善することができる病気でもあります。
病状が進行してしまうと、回復は見込めず、
食事制限や人工透析などで、生活の質を落としてしまうのが慢性腎臓病。
早期発見、早期対策で健康寿命を延ばしましょう。

腎臓の世界的名医が教える
腎機能が改善する おいしいゼロ塩スープ

目次

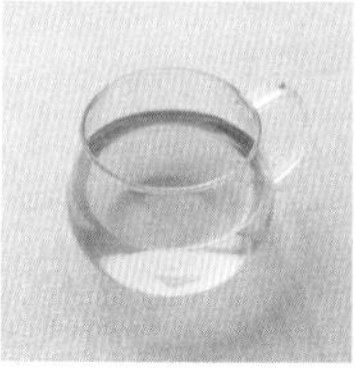

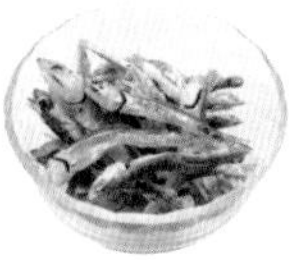

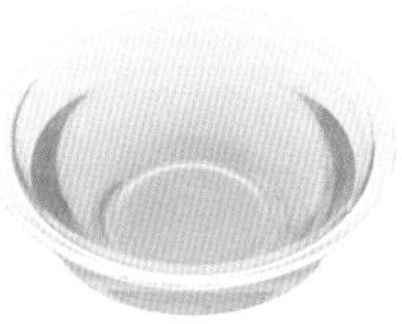

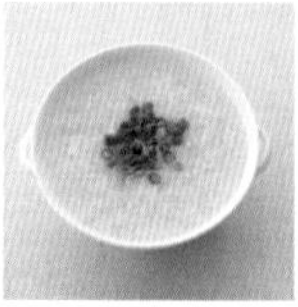

PART 5

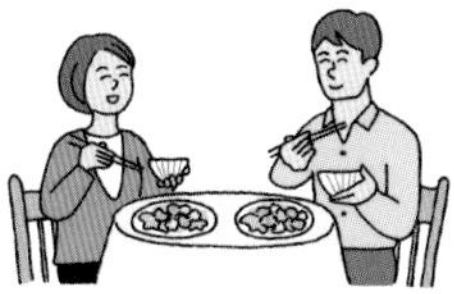

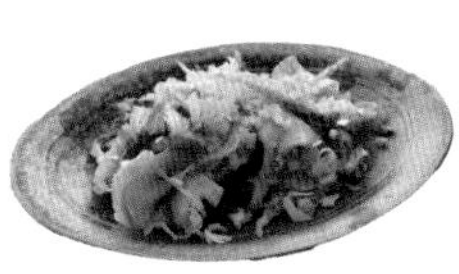

本書のレシピページの使い方

材料

1人分の材料です。食材は個数または正味重量で紹介しています。

塩分

1人分の塩分（食塩相当量）を示しています。

減塩のポイントや腎臓にいいイチオシポイントなどを書いています。

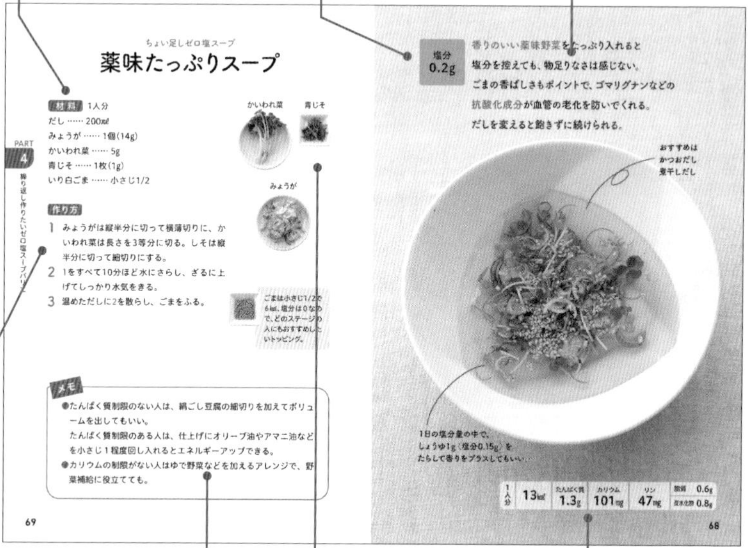

作り方

基本の作り方を解説しています。皮をむく、へたや種をとるといった一般的な下ごしらえの工程は省略しています。

減塩や食事療法に役立つヒントやメモを記載しました。

ポイントになる材料と使用した量の目安などを写真で見せています。

1人分のエネルギー、たんぱく質、カリウム、リン、脂質、炭水化物の目安量です。目標や制限のある成分の摂取量の目安にしましょう。

1カップは200㎖、大さじ1は15㎖、小さじ1は5㎖です。●特に指定のない場合、砂糖は上白糖、塩は自然塩、しょうゆは濃口しょうゆ、みそは淡色辛みそ、酢は米酢を使用しています、みそや酢は好みのものを使用していいので、成分表示で塩分を確認して使います。●火加減は特に記載のない場合、中火です。電子レンジの加熱時間は600Wを基準にしています。500Wの場合は加熱時間を1.2倍に調節してください。

PART 1

腎機能を守るには

腎臓のことを知っておきたい

知らずに進行して生活の質や命まで
おびやかすのが慢性腎臓病（CKD）です。
腎機能はなぜ衰えるのか、
もし腎機能障害になったらどうなるのか、
原因と発見法、対策を知っておくことで
腎臓寿命を延ばし、生涯おいしく楽しく暮らせます。

腎臓はまるで血管の毛糸玉！
老廃物をこし取る働きをもっている

腎臓は、毛細血管が毛糸玉のように複雑にからみ合う糸球体という組織を持ち、**心臓から送り込まれた汚れた血液をろ過**して水分と老廃物をこし取り、有用な成分はむだなく再吸収します。**きれいになった血液は再び全身に**送り出され、酸素や栄養素を運ぶ役割を果たし、**老廃物と余分な水分は尿として排出**して体の均衡を保つという大切な役割を担っています。

糸球体と尿細管のセットは腎臓の最小単位でネフロンと呼ばれます。１つの腎臓に約１００万個のネフロンがあるが、その数は個人差が大きく、加齢によっても減っていきます。毛細血管のかたまりなので、**血液や血管が不健康だと、劣化や消失が早く進みます。**体内の老廃物を排出できなくなり、腎不全を起こし、生命を維持することができなくなります。

腎臓のおもな仕組み

　腎臓は腰の上あたりに左右１つずつある、そらまめ型をした臓器。１つ150ｇほどで、握りこぶしくらいの大きさ。内側のへこみの部分に動脈と静脈が出入りしていて、内部で枝分かれして多数の毛細血管がからみ合った糸球体という無数の球を作る。糸球体は、運び込まれた血液を大まかにろ過して再び血管に戻し、残りは原尿として糸球体から出る尿細管へと送り出す。ここでさらにろ過や再吸収が行われ、残った尿が尿管へと送られていく。

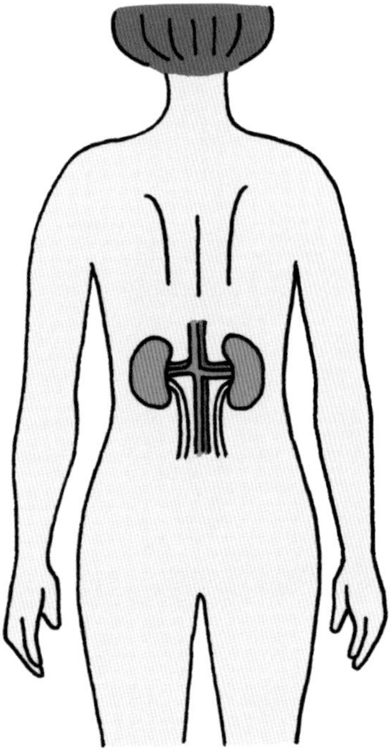

腎臓の構造と働き

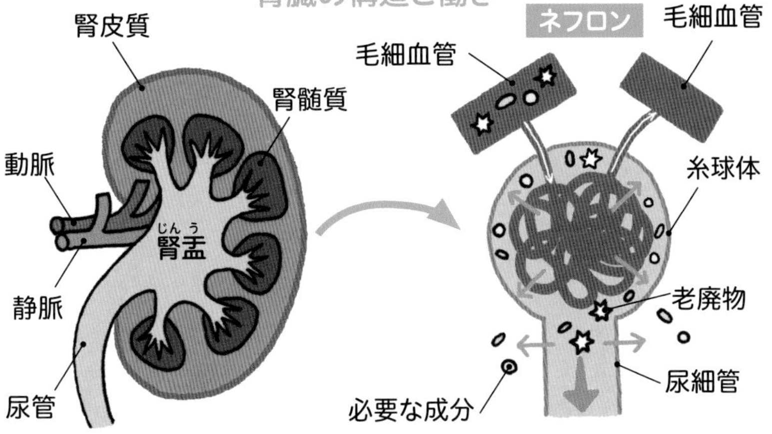

血管から糸球体へ血液が流れ込み、網のようになった糸球体でろ過され、不要な水分と老廃物が尿細管へ送られる。

自覚症状なしに進む慢性腎臓病は
全身を蝕む恐ろしい病気

腎臓は**尿を作って老廃物を排出**するほかに、体に必要な電解質や水分の量を見守り、必要なら再吸収、不要なら排出する**監視塔の役割**も果たしています。血圧を調整するレニンというホルモンや、ビタミンDを活性化してカルシウムの吸収を助けたり、赤血球を増やすスイッチホルモンなども作っています。

腎臓の機能が低下すると、**血圧や血糖値が不安定**になったり、健康な骨を作れずに**骨粗鬆症**を起こしたりもします。心臓や血管に負担がかかり、**心筋梗塞や脳卒中**を発症するおそれもあります。

慢性腎臓病は、気づかないうちに組織を蝕み、突然に大きな病気を引き起こすことが多々あります。進行すると腎不全となり、**透析治療が必要になる**と、生活の質を著しく落としてしまいます。

腎機能が低下すると起こるリスク

レニン
（血圧を上げるホルモン）
を分泌できない
▼
血圧を
調整できない
▼
高血圧
心筋梗塞
脳卒中

水分や
電解質が
調整できない
▼
細胞機能障害
▼
心不全
肺水腫
不整脈

老廃物が
排出できない
▼
血液中の窒素が
増える
高窒素血症に
▼
神経障害
食欲不振
悪心

エリスロポエチン
（赤血球を増やすスイッチホルモン）
が作れない
▼
赤血球が
足りなくなる
▼
腎性貧血
（疲れやすい、酸素不足で
心臓に負担がかかる）

ビタミンDが
活性化できない
▼
小腸でカルシウムを
吸収できない
▼
骨粗鬆症、骨軟化症、
血中カルシウム濃度が
高くなりすぎる

4つの大きな理由と対策

加齢

腎臓でろ過装置の役割を果たしているネフロンは、残念ながら**年齢とともに少しずつ減っていく**ことがわかっています。60代以降の人は20代の半分程度になってしまい、減ってしまったネフロンは再び増やすことはできません。病気や不摂生をしなくても自然に減っていくものなので、**年齢を重ねたら、腎機能には注意を払う**ことが大切です。

減塩は腎機能を守る第一歩。高血圧や脳血管疾患の予防のためにもまず味つけを見直しましょう。塩分を減らせば、腎臓がナトリウムをろ過する仕事量が減り、血圧も安定します。

高血圧

腎臓はたくさんの毛細血管が集まって尿細管とやりとりをする場所です。高血圧は血液が血管壁に高い圧力をかけている状態。**圧力がかかり続ければ腎臓に負担がかかる**だけでなく、血管そのものがもろくなって切れたり、減ったりして**血流が悪く**なり、血液中の老廃物をろ過しきれなくなります。

高血圧が続くと**腎臓の血管も動脈硬化**を起こし、血管内が狭くなって腎臓の組織にじゅうぶんな酸素や栄養が行き渡らず、腎機能を落としてしまうこともあります。高血圧の改善で最も大切なのは減塩です。濃い味に慣れた食生活を見直しましょう。

慢性腎臓病を引き起こす

糖尿病

糖尿病の恐ろしさは、合併症が重く、致命的になるケースがしばしばなことです。血液中にブドウ糖（血糖）が多い状態が続くと、血管壁などの**組織が糖と結合した物質が増え**、全身の血管を傷つけてしまい、細い血管が詰まったり破れたりします（**糖尿病性細小血管症**）。腎臓の糸球体には細い血管が多いので、この症状が起こりやすく、その結果腎機能が低下してしまいます。

血糖値は高くても目立った自覚症状がありません。甘く見て腎不全にいたり、透析治療が必要になってからでは手遅れ。初期から血糖値の管理を行うことが大切です。糖尿病が原因で**透析が必要になる人が非常に多いのが現実**です。

加工食品

最近では、腎機能が衰えるのは**リンの過剰摂取も要因**だとわかってきました。リンはカルシウムやマグネシウムとともに骨を形成するミネラルで、体にとって重要な成分ですが、普通は不足することはありません。

ところが最近では、**加工食品をやわらかくおいしくするためにリンを添加**するケースが増えています。リンが過剰になると**細胞を老化させたり、死滅させたりします**。リンを含んだ加工食品をとりすぎると、ネフロンがダメージを受け、腎機能の低下を促してしまいます。健康なときからリンについて意識したいものです。

腎臓病の最大の敵は生活習慣病。血糖値と血圧を正常に保つ食生活を

腎機能を脅かす大きな原因は高血圧と糖尿病です。**血圧は毎日の計測を習慣にし**、食生活との関連を自覚することが重要。

血糖値の検査法は2つ。そのときの血液中のブドウ糖の量を調べるのが**空腹時血糖値と食後血糖値**。さらに、**過去1～2ヶ月の血糖値が反映するヘモグロビンA1c**という検査があります。ヘモグロビンA1cとは、血液中の糖が赤血球中のたんぱく質と結びついて糖化したもので、どのくらいの割合で存在しているかを%で示します。一度糖化したたんぱく質は元には戻らず、検査前日だけ節制してもよくならないため、重要視されてきています。

さらに、**悪玉コレステロールや中性脂肪**といった血清脂質の上昇も血管を傷つけ、腎臓の負担を増やします。中性脂肪のもとは脂質や糖質のとりすぎです。

生活習慣病の赤信号

■血糖値

血液中のブドウ糖の濃度。空腹時と食後では異なるので両方で診断。

判定区分	空腹時血糖値	ブドウ糖75g摂取2時間後血糖値
異常なし（正常型）	（正常値）100mg/dl未満	140mg/dl未満
	（正常高値）100～110mg/dl未満	
予備群（境界型）	110～125mg/dl	140～199mg/dl
糖尿病（糖尿病型）	126mg/dl以上	200mg/dl以上

■ヘモグロビン A1c

過去1～2ヶ月の血糖値の状況がわかる。

正常値	5.9%以下
糖尿病予備群	6.0～6.4%
糖尿病の可能性が高い	6.5%以上

『糖尿病治療ガイド2022-2023』（日本糖尿病学会編）より作表

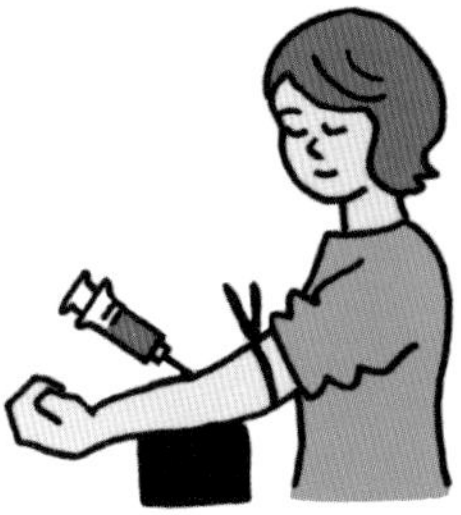

■血圧（診察室血圧）

分類	収縮期血圧		拡張期血圧
正常血圧	＜120mmHg	かつ	＜80mmHg
正常高値血圧	120～129mmHg	かつ	＜80mmHg
高値血圧	130～139mmHg	かつ／または	80～89mmHg
Ⅰ度高血圧	140～159mmHg	かつ／または	90～99mmHg
Ⅱ度高血圧	160～179mmHg	かつ／または	100～109mmHg
Ⅲ度高血圧	≧180mmHg	かつ／または	≧110mmHg
（孤立性）収縮期高血圧	≧140mmHg	かつ	＜90mmHg

『高血圧治療ガイドライン2019』（日本高血圧学会）より

■その他の気をつけたい値は……

ウエスト周囲径（腹囲）

内臓脂肪の蓄積がわかる。

男性	85cm以上
女性	90cm以上

血清脂質

血液中の中性脂肪と HDL コレステロール量。

中性脂肪		HDLコレステロール値
150mg/dl以上	かつ／または	40mg/dl未満

『厚生労働省 生活習慣病予防のための健康情報サイト』より

肥満は腎機能を落とす大きな原因。メタボ、動脈硬化には要注意

腎機能を低下させる**生活習慣病にはいずれも食生活が大きく関わっています**。血糖値が上がるいちばんの原因は**糖質のとりすぎ**。甘いものだけではなく、ごはんやパンといった主食やいも類などにも含まれます。とりすぎた糖質はやがて体脂肪として蓄えられるので、太ってきたら血糖値も赤信号のはず。**脂肪のとりすぎ**による血中脂質（コレステロールや中性脂肪）は肝臓に蓄えられて脂肪肝になり、腹囲も大きくなっていきます。

太り始めたら腎臓にも負担がかかり始めています。**自分の適正な体重（標準体重）をしっかり自覚**し、「肥満」の域に突入したら、本気で減量を考えましょう。

逆に慢性腎臓病による食事の制限がある人は、必要な栄養がとれなくなることもあります。低体重ではないか、意識することが大切です。

標準体重

身長(m)× 身長(m)× 22 = 標準体重

例)170㎝の人の場合
1.7(m) ×1.7(m)×22 = 63.58 → 63.58kg が標準体重。

■計算してみる

身長 (m) × 身長 (m) ×22= 標準体重 (kg)

BMI (Body Mass Index)

ボディ・マス指数 / 体格指数 /肥満や低体重(やせ)の判定に用いる値。

体重(kg)÷(身長(m)×身長(m))=BMI

例)体重60kg、身長160㎝の人の場合
60(kg)÷(1.6(m)×1.6(m))≒23 →23がBMI。

■計算してみる

体重 (kg) ÷ (身長 (m) × 身長 (m)) = BMI

BMI値	
18.5未満	低体重(痩せ型)
18.5～25未満	普通体重
25～30未満	肥満(1度)
30～35未満	肥満(2度)
35～40未満	肥満(3度)
40以上	肥満(4度)

「日本肥満学会の判定基準」より

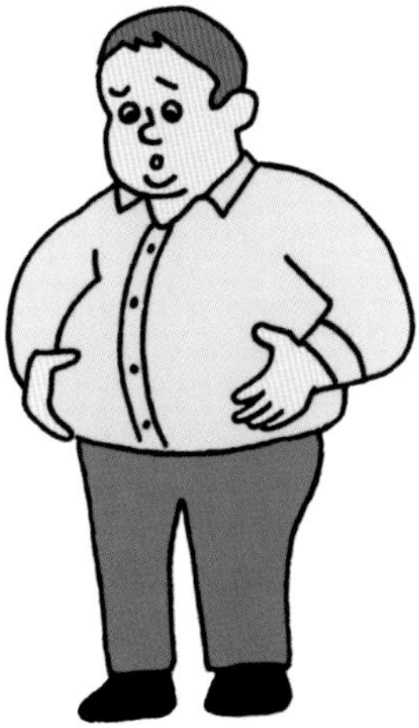

知らずに衰える腎臓の機能は
まず健康診断の数値をチェック

慢性腎臓病は進行度によって**G1、G2、G3a、G3b、G4、G5の6ステージに分類**されます。これはGFR（糸球体ろ過量）という数値で決まります。正確なGFRは蓄尿検査などが必要ですが、健康診断などでわかる**血清クレアチニン値（Cr）と年齢、性別で計算するeGFR**が目安になります。計算式はむずかしいので、日本腎臓学会の『CKD診療ガイドライン2023』による腎機能早見表P24～27を参照するといいでしょう。

このほか、**尿に含まれるたんぱく質とアルブミン（たんぱく質の一種）の量**などを調べ、総合して腎機能の状態を知ることができます。

検査項目		単位	基準値	今回
腎機能検査	尿素窒素	mg/dl	8.0～20.0	10.1
	クレアチニン	mg/dl	0.46～0.82	0.54
	eGFR		60以上	86

ここをチェック！

慢性腎臓病の重症度分類

				たんぱく尿区分		
原因となる病気				A1	A2	A3
糖尿病	尿アルブミン定量（mg/日）			正常	微量アルブミン尿	顕性アルブミン尿
	尿アルブミン/Cr比（mg/gCr）			30未満	30～299	300以上
高血圧 多発性嚢《のう》胞腎 ほか	尿たんぱく定量（g/日）			正常（－）	軽度たんぱく尿（±）	高度たんぱく尿（1+～）
	尿たんぱく/Cr比（g/gCr）			0.15未満	0.15～0.49	0.50以上
GFR区分	G1	正常または高値	90以上			
	G2	正常または軽度低下	60～89			
	G3a	軽度～中等度低下	45～59			
	G3b	中等度～高度低下	30～44			
	G4	高度低下	15～29			
	G5	末期腎不全	15未満			

重症度は原因となる病気・GFR区分・たんぱく尿区分を合わせたステージにより評価する。死亡、末期腎不全、心血管死亡発症のリスクは、青■のステージを基準に黄緑■、黄■、赤■の順にステージが上がるほど上昇する。
慢性腎臓病（CKD）のステージ分類はG1～G5まで数字が大きくなるほど重症度が上がる。本書はすべてのステージでの塩分制限をクリアし、かつ、G4、G5でカリウムやたんぱく質の制限がある人にも役立つレシピを紹介している。

慢性腎臓病の進行度 eGFR の早見表 男性

2.1	2.0	1.9	1.8	1.7	1.6	1.5	1.4	1.3	1.2	1.1	1.0	0.9	0.8	0.7	0.6	血清クレアチニン値 / 年齢
36	38	40	43	46	49	52	56	61	67	74	82	≧90	≧90	≧90	≧90	20
34	36	38	40	43	46	49	53	57	63	69	77	86	≧90	≧90	≧90	25
32	34	36	38	40	43	46	50	54	59	65	73	82	≧90	≧90	≧90	30
31	32	34	36	39	41	44	48	52	57	63	69	78	89	≧90	≧90	35
29	31	33	35	37	40	43	46	50	55	60	67	75	85	≧90	≧90	40
28	30	32	34	36	38	41	45	48	53	58	65	73	83	≧90	≧90	45
28	29	31	33	35	37	40	43	47	51	56	63	70	80	≧90	≧90	50
27	28	30	32	34	36	39	42	46	50	55	61	68	78	≧90	≧90	55
26	28	29	31	33	35	38	41	45	49	54	59	67	76	88	≧90	60
26	27	29	30	32	35	37	40	43	48	52	58	65	74	86	≧90	65
25	26	28	30	32	34	36	39	43	46	51	57	64	73	84	≧90	70
25	26	27	29	31	33	36	38	42	46	50	56	63	71	83	≧90	75
24	25	27	29	30	33	35	38	41	45	49	55	61	70	81	≧90	80
24	25	26	28	30	32	34	37	40	44	48	54	60	69	80	≧90	85

G5 G4 G3b G3a G2 G1 重症度分類はp23参照

4.0	3.9	3.8	3.7	3.6	3.5	3.4	3.3	3.2	3.1	3.0	2.9	2.8	2.7	2.6	2.5	2.4	2.3	2.2
18	18	19	19	20	20	21	22	23	23	24	25	26	27	28	30	31	33	34
16	17	17	18	19	19	20	20	21	22	23	24	25	26	27	28	29	31	32
16	16	17	17	18	18	19	19	20	21	22	22	23	24	25	26	28	29	30
15	15	16	16	17	17	18	18	19	20	21	21	22	23	24	25	26	28	29
14	15	15	16	16	17	17	18	18	19	20	21	21	22	23	24	25	27	28
14	14	15	15	16	16	17	17	18	18	19	20	21	21	22	23	25	26	27
13	14	14	15	15	16	16	17	17	18	19	19	20	21	22	23	24	25	26
13	13	14	14	15	15	16	16	17	17	18	19	19	20	21	22	23	24	25
13	13	13	14	14	15	15	16	16	17	18	18	19	20	21	22	23	24	25
12	13	13	14	14	14	15	15	16	17	17	18	19	19	20	21	22	23	24
12	12	13	13	14	14	15	15	16	16	17	17	18	19	20	21	22	23	24
12	12	13	13	13	14	14	15	15	16	16	17	18	19	19	20	21	22	23
12	12	12	13	13	14	14	14	15	16	16	17	17	18	19	20	21	22	23
11	12	12	13	13	13	14	14	15	15	16	16	17	18	19	19	20	21	22

『CKD診療ガイドライン2023』（日本腎臓学会編）から引用・改変。
早見表の数値は計算式による推算値です。同じ値でもステージが異なることがあります。
確定診断は専門医を受診してください。

慢性腎臓病の進行度 eGFR の早見表 女性

2.1	2.0	1.9	1.8	1.7	1.6	1.5	1.4	1.3	1.2	1.1	1.0	0.9	0.8	0.7	0.6	血清クレアチニン値 / 年齢
26	28	30	31	34	36	38	42	45	49	54	60	68	77	89	≧90	20
25	26	28	29	31	34	36	39	42	46	51	56	63	72	84	≧90	25
24	25	26	28	30	32	34	37	40	44	48	54	60	68	79	≧90	30
23	24	25	27	28	30	33	35	38	42	46	51	58	66	76	≧90	35
22	23	24	26	27	29	31	34	37	40	44	49	55	63	73	87	40
21	22	23	25	26	28	30	33	36	39	43	48	54	61	71	84	45
20	21	23	24	26	27	29	32	35	38	42	46	52	59	68	81	50
20	21	22	23	25	27	29	31	34	37	40	45	50	57	67	79	55
19	20	21	23	24	26	28	30	33	36	39	44	49	56	65	77	60
19	20	21	22	24	25	27	29	32	35	39	43	48	55	63	75	65
18	19	21	22	23	25	27	29	31	34	38	42	47	54	62	74	70
18	19	20	21	23	24	26	28	31	34	37	41	46	53	61	72	75
18	19	20	21	22	24	26	28	30	33	36	40	45	52	60	71	80
17	18	19	21	22	24	25	27	30	32	36	40	45	51	59	70	85

G5　G4　G3b　G3a　G2　G1　重症度分類はp23参照

4.0	3.9	3.8	3.7	3.6	3.5	3.4	3.3	3.2	3.1	3.0	2.9	2.8	2.7	2.6	2.5	2.4	2.3	2.2
13	13	14	14	14	15	15	16	17	17	18	18	19	20	21	22	23	24	25
12	12	13	13	14	14	14	15	15	16	17	17	18	19	20	20	21	22	24
11	12	12	12	13	13	14	14	15	15	16	16	17	18	19	19	20	21	22
11	11	12	12	12	13	13	14	14	15	15	16	16	17	18	19	19	20	21
10	11	11	11	12	12	13	13	13	14	15	15	16	16	17	18	19	20	21
10	10	11	11	11	12	12	13	13	13	14	15	15	16	16	17	18	19	20
10	10	10	11	11	11	12	12	13	13	14	14	15	15	16	17	17	18	19
10	10	10	10	11	11	11	12	12	13	13	14	14	15	16	16	17	18	19
9	10	10	10	10	11	11	12	12	12	13	13	14	14	15	16	17	17	18
9	9	10	10	10	11	11	11	12	12	13	13	14	14	15	15	16	17	18
9	9	9	10	10	10	11	11	11	12	12	13	13	14	14	15	16	17	17
9	9	9	9	10	10	10	11	11	12	12	13	13	14	14	15	15	16	17
8	9	9	9	10	10	10	11	11	11	12	12	13	13	14	15	15	16	17
8	9	9	9	9	10	10	10	11	11	12	12	13	13	14	14	15	16	16

『CKD診療ガイドライン2023』(日本腎臓学会編)から引用・改変。
早見表の数値は計算式による推算値です。同じ値でもステージが異なることがあります。
確定診断は専門医を受診してください。

慢性腎臓病を早めに発見！

無意識に塩分や添加物の多い食事をしていませんか？　食物繊維やビタミンがとれる野菜やきのこ、海藻が不足していませんか？　血圧や血糖値、コレステロールや中性脂肪値などの検査値を放置していませんか？　どれもあなたの腎臓を酷使する一因になっています。

いくつあてはまりますか？

- □ 50歳以上である
- □ 高血圧だ
- □ 濃い味が好き
- □ 血糖値が高い（または糖尿病である）
- □ 運動の習慣がない
- □ 甘いものが好き
- □ 外食やコンビニ食が多い
- □ ごはんやパン、めん類だけの食事が多い
- □ 漬け物や佃煮、ふりかけなどごはんのともが好き
- □ みそ汁やスープ、めん類の汁が好き
- □ 野菜や果物をあまり食べない
- □ スナック菓子が好き
- □ ベーコンやハムなどの肉加工品が好き
- □ 食事のバランスは考えていない
- □ 間食や飲酒が多い

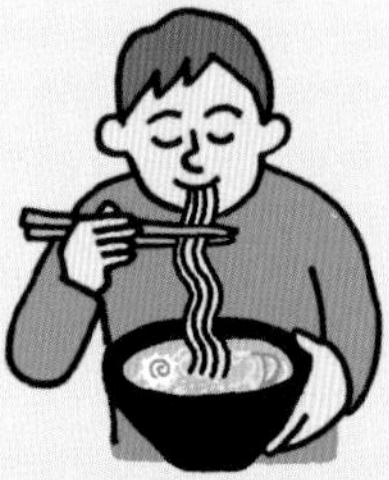

いくつ当てはまりましたか？当てはまる項目が多いほど腎機能が低下している可能性が高いとされています。

気になる症状や体質は

- □ 顔や手足がむくみやすい
- □ 検査で尿たんぱくについて指摘された
- □ クレアチニン値が高い
- □ 疲れやすい
- □ 近親者に腎臓病の人がいる

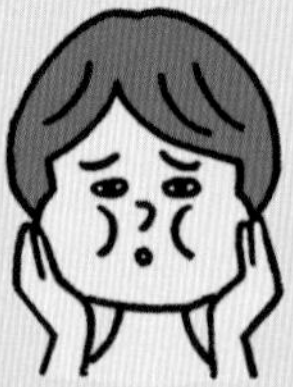

慢性腎臓病は自覚症状があらわれにくく、むくみや疲労感などを感じたときには腎機能障害が進んだ状態ということも。気になる症状がある人はすぐに受診して検査を受けましょう。健康診断などで検査値が基準を超えていた場合は、できるだけ早く精密な検査を受けることが大切です。一度進行すると回復がむずかしいのが腎機能障害。早めの対策が重要です。

PART 2 腎機能を改善する

食べ方ルールをマスターする

慢性腎臓病の予防や治療は
毎日の食事にかかっています。
発症の原因や初期の対策は生活習慣病の改善です。
塩分、糖質、コレステロールのとりすぎによる
血管の負担を減らすのがいちばん重要。
気をつけたい成分についても知っておきましょう。

腎機能を守る食べ方には ステージごとのルールがある

腎臓を守る、腎機能を改善するために大切なのは食事！
そこで知ってほしいのが、腎臓を守る食のルールは1つではないこと。
初期の腎機能低下期と、腎機能障害が進んだ時期とでは、真逆のルールもあります。

なにをどのくらい食べていいのかは、検査値や症状によって決まります。
健康診断や精密検査で自分の腎臓の状態、ステージを把握しましょう。
そのうえで、自分に合った食生活を実践していくことが大切です。

腎機能障害の原因になる高血圧や高血糖、動脈硬化などを防ぐために
生活習慣病にならない食事を心がけることはすべての人が大切にすべきです。

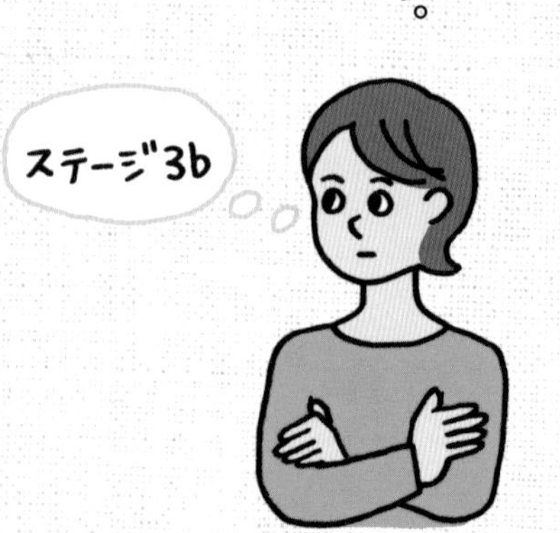

さらに、腎機能が心配になってきたら、
腎臓に負担のかからない食事に切り替えていく必要があります。
健康な人なら積極的に食べたいたんぱく質や緑黄色野菜が、
腎機能障害が進行すると要注意食材になっていきます。
この切り替えをしっかり自覚して、体にやさしくおいしい食事を続けましょう。

ステップ 1

ルール①
減塩を心がける
（p38 参照）

ルール②
血糖値を上げない
（p49 参照）

ルール③
リンに気をつける
（p48 参照）

ルール④
食べすぎない
（p52 参照）

ステップ 2

ルール⑤
たんぱく質量に注意
（p46 参照）

ルール⑥
カリウムに注意
（p42 参照）

ステージごとの詳しいルールは次ページから

問題はないけれど、備えあれば憂いなしのステップ

ステージ G1〜G2

GFR値が90以上のステージG1は腎機能は正常。60〜89のG2も軽度の低下が見られる程度です。この段階では自覚症状はまったくなく、大きな問題もありません。ただし、腎臓は加齢とともに衰えていく臓器であると同時に、生活習慣病の影響も受けやすいので、腎機能を保つための対策を考え始めることが大切です。

この段階で気をつけたいのは血糖値、血圧、脂質異常症や動脈硬化などの検査値。健康診断の結果に赤信号が灯っていたら、まずはその対策が大切です。

血圧が高い人は基本的に濃い味を好むため、対策の第一歩は**減塩から**始めましょう。血糖値が高い人はごはんや甘いものを食べすぎているかもしれません。肥満気味なら**エネルギー摂取量を見直して**、生活習慣病の予備軍を抜け出すことを真剣に考えましょう。

まず減塩。日本人は塩分の摂取量が多い傾向があります。腎機能が気になるなら、1日の塩分量は6g未満に。加工食品が好きな人は、リンの含有量などにも心配りを始めましょう。

エネルギー	適正量を（p52参照）
塩分	3g以上6g未満
たんぱく質	制限なし
カリウム	制限なし
リン	日常から気をつける

ふつうの生活を維持できるか否かを分ける大切な時期

ステージ G3a

GFR値が45～59になったら、腎機能について真剣に考える必要があります。この段階では、人によってはむくみやだるさ、疲れやすさなどの自覚症状があらわれることもあります。

食生活の改善、運動習慣、6g未満という減塩習慣も確実に守ることが大切です。なんとなく……ではなく、制限量をしっかりと受け止めましょう。

このステージからは、たんぱく質が代謝されるときに生み出される老廃物である窒素や尿素を処理しきれなくなり、糸球体を傷めます。これ以上腎機能が低下するのを防ぐために、たんぱく質のとりすぎに気をつけなければなりません。

自分が1日に食べられるたんぱく質の量をしっかり把握し、今の生活を続けるためのふんばりどきです。特に、これまで「筋肉のためにたんぱく質をたくさん食べよう」と考えていた人は、このステージからは目標が変わったことをきちんと自覚してください。よかれと思う食事が腎臓の負担にならないように正しい知識をもつことが大切です。

エネルギー	適正量を（p52参照）
塩分	3g以上6g未満
たんぱく質	標準体重1kgあたり0.8～1.0g
カリウム	制限なし
リン	日常から気をつける

腎機能障害が始まっていることを自覚し、基準値を守る

ステージ G3b

同じステージG3でも、G3bはGFR値が30～44とかなりきびしい数字です。確実に腎機能障害が起きている段階で、動脈硬化や心筋梗塞、脳卒中といった心臓や血管の病気を起こすリスクが高くなります。自覚症状がないままに突然の発作に襲われるなど、生命に関わる病気なので、厳格な食事管理を行うことが大切です。

これ以上進行するとますます制約の多い生活になります。引き返せなくなる前に、真剣にとり組むことが大切です。

まず、塩分は1日量を5g未満に減らします。この1gは大きな差ですが、味覚を敏感にし、薄味でもおいしいと感じられるようになることが必須です。また、このステージからはさらなるたんぱく質の制限が必要になります。標準体重1kgあたり0.6～0.8gにします。

腎臓が電解質の管理をする力も衰え始めているので、高カリウム血症があらわれる場合、1日のカリウム摂取量を2000㎎以下に抑える必要があります。カリウムの豊富な食べ物は血圧の上昇を抑えますが、この段階からはカリウムのとりすぎはNGです。

エネルギー	適正量を（p52参照）
塩分	3g以上5g未満
たんぱく質	標準体重1kgあたり0.6～0.8g
カリウム	（高カリウム血症がみられる場合）1日2000㎎以下
リン	日常から気をつける

重症化させない最後の砦！食事の基準を厳守する

ステージ G4

ステージG4のGFR値は15～29です。健康な人の腎機能が100だとすると、3割未満しか機能していない状態で、高度の低下といえるでしょう。むくみ、だるさ、疲れる、息切れなどの自覚症状も感じるようになってきます。

心血管疾患の危険性はさらに高まってきて、常に危険ととなり合わせの状況です。食生活では塩分5ｇ未満を厳守し、たんぱく質の管理もより厳密に行います。かなりの確率で高カリウム血症があらわれるので、その場合は1日のカリウム摂取量はさらに少ない1500㎎以下にとどめます。たんぱく質の摂取量も標準体重1kgあたり0.6～0.8ｇを厳守しなければならず、さまざまな野菜、肉、魚の摂取量に制約が生まれます。真剣な食生活の管理が明暗を分ける最後の分岐点といえます。毎日の血圧チェック、心拍数のチェックなどもあわせて行うことが大切です。

それでも腎機能の悪化は坂道を転げ落ちるような状況で、ここから改善するのはむずかしいのですが、できるだけ踏みとどまらないと、末期腎不全となり、人工透析が視野に入ってきます。

エネルギー	適正量を（p52参照）
塩分	3ｇ以上5ｇ未満
たんぱく質	標準体重1kgあたり0.6～0.8ｇ
カリウム	（高カリウム血症がみられる場合）1日1500㎎以下
リン	日常から気をつける

症状や検査値に合わせて専門家の指導に従い、食事制限は厳守！

ステージ G5（人工透析検討期）

ステージG5はGFR値が15未満の**末期腎不全の状態**。腎臓は血液のろ過がほとんど行えず、血液をきれいに保つことができないので、**人工透析や腎臓移植が検討される段階**です。

食事はG4と変わらず、塩分5g未満、たんぱく質は体重1kgあたり0.6〜0.8gを維持します。高カリウム血症が発症したらカリウムは1日1500㎎以下に抑えます。高リン血症も起こりやすく、この場合、医師から指示された量を守る必要があります。

多くの場合、**人工透析を導入**します。人工透析は**週2〜3回、1回4〜6時間**かけて腎臓のかわりに機械の人工フィルターを通してろ過し、体内に戻す治療です。基本的には一度透析を開始すると永続的に治療する必要があります。

人工透析が始まったら、食事や水分摂取量などは医師の指示に従いますが、食事の制約がなくなるわけではありません。

現代の透析治療は大きく進歩しているので、患者の負担は少なくなってきています。

エネルギー	適正量を（p52参照）
塩分	3g以上5g未満
たんぱく質	標準体重1kgあたり0.6〜0.8g
カリウム	（高カリウム血症がみられる場合）1日1500㎎以下
リン	（高リン血症が見られる場合）医師の指示で制限

進行度別食事摂取の基準早見表

G5	G4	G3b	G3a	G2	G1	ステージ
15未満	15以上 30未満	30以上 45未満	45以上 60未満	60以上 90未満	90以上	GFR
3g以上5g未満 むくみがひどい場合			3g以上6g未満 血圧が正常で むくみなどの症状がない場合 男性7.5g未満、女性6.5未満			塩分
標準体重1kgあたり 0.6～0.8g 体重60kgの人の場合 60×0.6～0.8 =36～48g			標準体重 1kgあたり 0.8～1.0g 体重60kgの 人の場合 60×0.8～1.0 =48～60g	制限なし 過剰な摂取 には注意		たんぱく質
高カリウム血症がみられる場合 1日 1500mg以下		1日 2000 mg以下	制限なし			カリウム
高リン血症 があれば 制限 医師の 指示通りに	日常から気をつける					リン

『慢性腎臓病に対する食事療法基準2014』(日本腎臓学会)より

塩分

すべてのステージで気をつけたい塩分。なぜとりすぎてはいけないのか？

人の体は電解質（塩分、カリウムなど）を含む**水分が約60％**を占めています。塩分をとりすぎると**体液の濃度を正常に保つ**ために尿として排出するのですが、腎機能が衰えると塩分が排出しきれず、体に溜まってしまいます。

体内の塩分が増えると、体液の濃度を整えようとして水分をとり込むので、むくみがあらわれます。進行すると心臓を圧迫したり（心不全）、肺に溜まったり（肺水腫）します。腎機能が気になりだしたら、**1日の塩分摂取量は6g未満を目標**にします。

血液中の塩分が増えると、血管にも水分がとり込まれ、血液の量が増えるので**血圧も上がります**。これも腎機能の低下の一因となります。健康でも塩分のとりすぎは腎臓の負担を増やすので、塩分の管理はすべての人の課題です。

減塩6つのテクニック

やみくもに塩気を減らしても減塩は続きません。
「薄味＝がまん」にしないのがコツ。
塩分が少なくてもおいしいと思える食べ方をマスターしてください。

うまみをプラスする

塩味の代わりにうまみを足すと満足感のある味わいに。かつおだしや鶏スープ、煮干しだしなどで、うまみのアンテナを育てる。

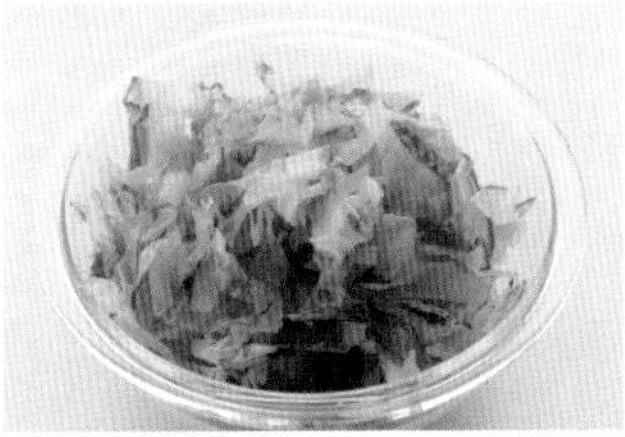

塩味は表面だけに

舌に触れる食材表面に塩味をつけるとしっかりと味を感じられる。食材の中まで味を染み込ませるより、表面にたれをつけるなど、調理法をセレクト。

香りや辛みをプラス

しょうが、にんにく、ねぎ、みょうが、青じそなどの香味野菜、こしょう、とうがらしなどの辛みや香りは味のアクセントに。

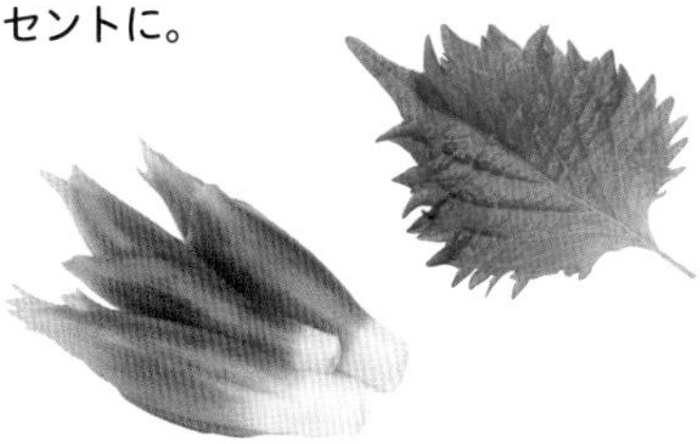

薄味に慣れる

味の濃さは慣れによるものなので、少し薄い味の食事を続けると、自然に慣れていき、濃い味を「塩辛い」と感じるようになる。

酸味を活用する

酢や柑橘果汁を使うと酸味がおいしさになり、塩味の薄さを感じにくくなる。酢は塩分をまったく含まないので減塩の味方。

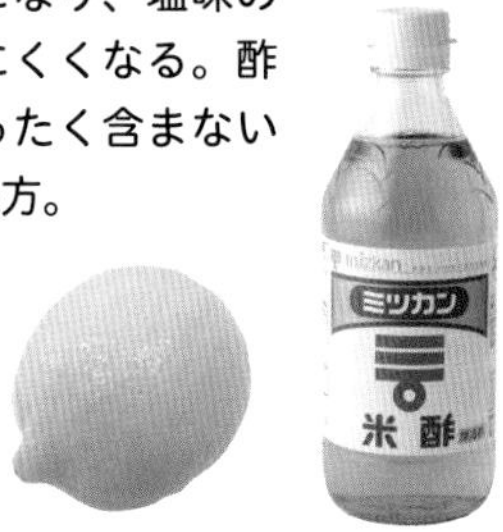

油でコクを出す

油のコクは物足りなさを補う。カロリーが気になる人でも、ごま油やオリーブ油をひとたらしすることは減塩に役立つ。

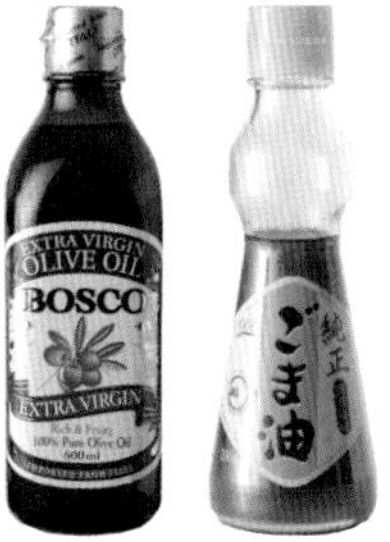

塩分管理を続けるためのポイント

きちんと計量する

調味料は必ず計量する習慣が減塩の第一歩。大さじ1、小さじ1のほかに、大さじ1/2、小さじ1/2、小さじ1/3、小さじ1/4、1㎖など、細かく分けられている計量スプーンを用意すると、手軽。正しい計量方法は、塩や砂糖ならすりきりで、しょうゆや酢などの液体は表面張力ギリギリくらいのこぼれないところまで。

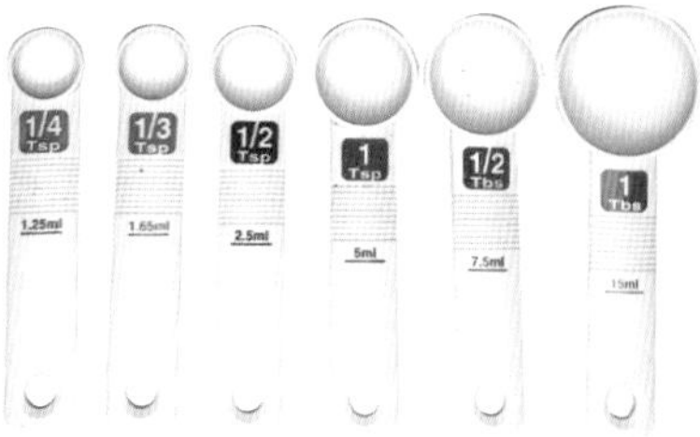

塩分0.5g未満でちょい味をつける

1日の塩分量のなかで、ちょい足しするなら塩分0.5gを目安に。調味料をつけたりかけたりするときは、あらかじめこの量を小皿などに出して使うといい。

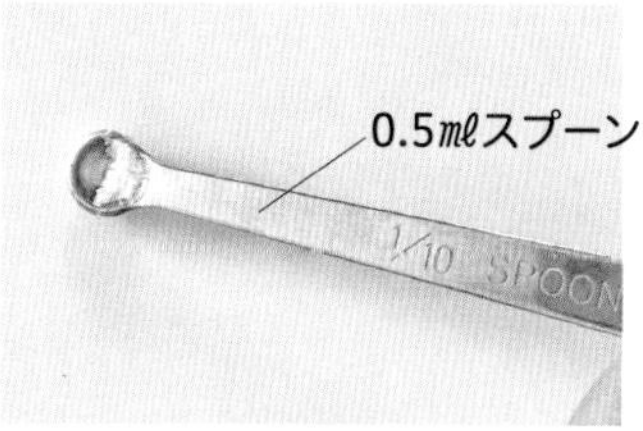

塩　0.5gは親指と人差し指でつまんだくらい

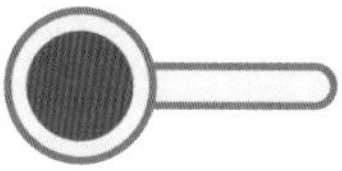

しょうゆ
小さじ2/3強

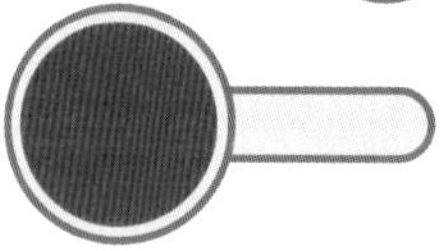

トマトケチャップ
大さじ1弱

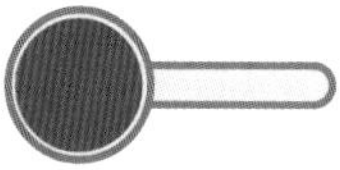

中濃ソース
小さじ1強

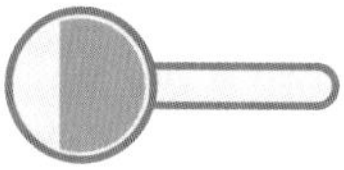

みそ
小さじ2/3

隠れ塩分に気をつけたい食材

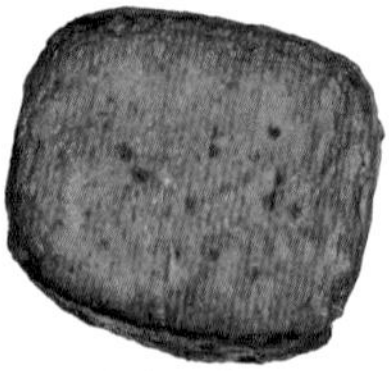

さつま揚げ
1枚(30g)で
塩分0.6g

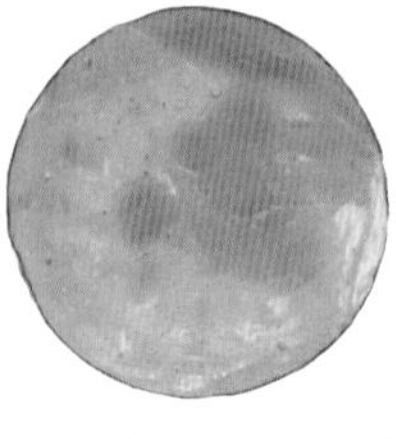

ロースハム
1枚(10g)で
塩分0.2g

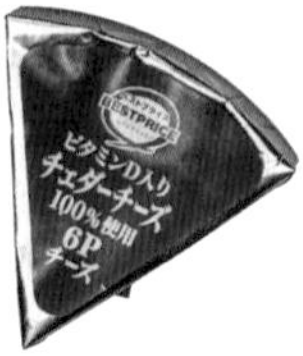

プロセスチーズ
6ピース1個(18g)
で塩分0.5g

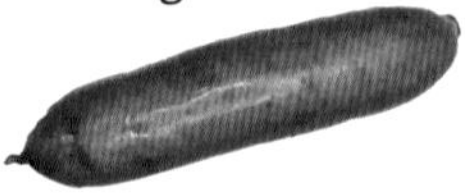

ウインナーソーセージ
1本(20g)で
塩分0.4g

身近な調味料の塩分量

日常でよく使う調味料の塩分量です。塩やしょうゆのような
あきらかに塩分が多いものに加え、だしのもとなどにも注意が必要。

塩分	小さじ1/2（重さ）	塩分	小さじ1（重さ）	塩分	大さじ1（重さ）	
2.5g	2.5g	5g	5g	15g	15g	あら塩（並塩）
0.7g	1.5g	1.3g	3g	3.9g	9g	顆粒コンソメ
0.7g	1.5g	1.3g	3g	3.9g	9g	顆粒鶏がらだし
0.6g	3.5g	1.2g	7g	3.7g	21g	豆板醤
0.5g	3g	1.0g	6g	2.9g	18g	薄口しょうゆ
0.4g	3g	0.8g	6g	2.3g	18g	薄口しょうゆ（低塩）
0.4g	3g	0.7g	6g	2.6g	18g	濃口しょうゆ
0.3g	3g	0.5g	6g	1.5g	18g	濃口しょうゆ（減塩）
0.4g	3g	0.7g	6g	2.2g	18g	みそ（淡色辛みそ）
0.3g	3g	0.7g	6g	2.1g	18g	オイスターソース
0.3g	3g	0.5g	6g	1.4g	18g	ポン酢しょうゆ
0.3g	3.5g	0.5g	7g	1.5g	21g	コチュジャン
0.2g	3.5g	0.4g	7g	1.2g	21g	中濃ソース
0.1g	3g	0.2g	6g	0.6g	18g	トマトケチャップ
0.04g	2g	0.1g	4g	0.2g	12g	マヨネーズ
0.04g	2g	0.1g	4g	0.2g	12g	バター（有塩）
0.04g	1g	0.1g	2g	0.2g	6g	パルメザンチーズ

『日本食品標準成分表2020年版（八訂）』（文部科学省）より

カリウム

高カリウム血症があればカリウム制限を。不整脈などの命に関わる症状を防ぐ

腎機能が衰えると腎臓から排出されて適正量を保つべき電解質が排出されず、血液中のカリウム濃度が高まってしまうことがあります。これを高カリウム血症といい、初期には目立った自覚症状がありませんが、進行すると**不整脈などを起こし、命に関わる**ことがあります。

高カリウム血症は血液検査でわかるので、腎機能障害が進み、医師からカリウム制限を指示されたら、食生活全体を見直す必要があります。

ただし、カリウムには血圧を下げる働きもあり、健康な人や腎機能障害の初期の人の場合は、しっかりとりたい栄養素でもあります。このため一般的には**体にいいといわれている食材でカリウム含有量が高い**食材も少なくありません。自分の腎機能や体の状態を知り、正しく食材を選ぶ知識を身につけましょう。

カリウムの多い食材

カリウムを多く含む食材を紹介します。100ｇあたりに含まれる量で比較されることが多いですが、実際には一度の食事で食べる重量は食材によって大きく異なります。数値に惑わされず、現実的な数値を見つめてみましょう。

野菜　体にいいといわれる緑黄色野菜に多く含まれるので要注意。

ほうれん草	1/2束 100g	690mg
カリフラワー	1/2個 150g	620mg
かぼちゃ（西洋かぼちゃ）	1/8個 135g	607mg
小松菜	3株 100g	500mg
トマト	1個 190g	399mg
ブロッコリー	1/2株 80g	368mg
にんじん	1本 135g	365mg
玉ねぎ	1個 190g	285mg
パプリカ（赤）	1個 135g	284mg

くだもの　ねっとり系、熱帯系はカリウムが多め。

アボカド	1個 140g	826mg
バナナ	1本 120g	432mg
桃	1個 215g	387mg
なし	1個 255g	357mg

いも類　1食分が意外に多いので気をつけたい。

里いも	2個 100g	640mg
さつまいも	1/2本 130g	620mg
長いも	1/4本 150g	565mg
じゃがいも	1個 135g	554mg

大豆製品　健康によいといわれているが、大豆はカリウム多め

納豆	1パック 40g	264mg
豆乳	1パック 200mℓ	380mg
豆腐（絹ごし）	1/2丁 150g	225mg

肉　肉や魚介類は全体的にカリウムが多い。

豚肉（ロース脂身つき）	70g	220mg
牛肉（肩ロース赤身）	70g	170mg
鶏肉（胸肉皮つき）	70g	190mg

その他　ちょっと気にしたほうがいい食材。

昆布	10cm角	610mg
しめじ	1パック 100g	333mg

青菜はゆでれば激減

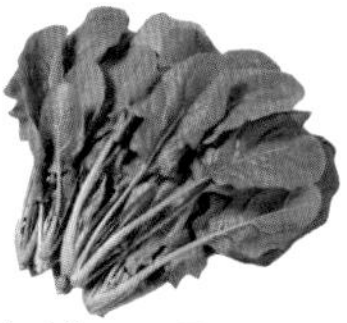

トマトジュース、野菜ジュースは避けたい

アボカドとバナナは要注意

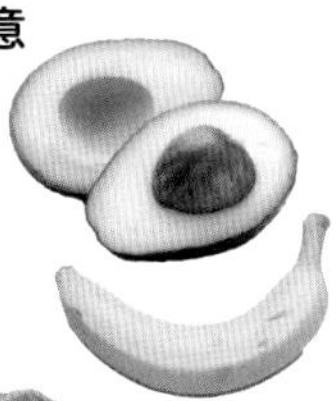

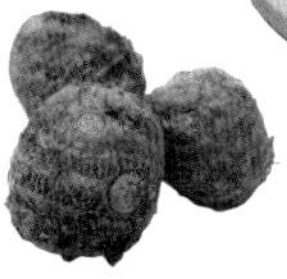

納豆は1日1パックまで

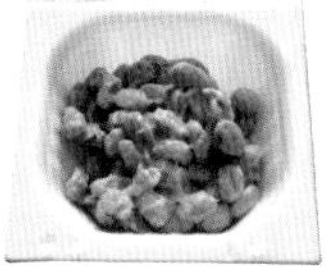

アーモンドやくるみといった種実類や海藻なども、100gあたりのカリウム量は多めだが、大量に食べるものではないので、気にするほどではない。

カリウムを減らす調理のコツ

カリウムは水溶性なので、水に流出させるのが
カリウムカットの手っ取り早い方法

ゆでる

水溶性のカリウムを効率よく減らすもうひとつの方法はゆでること。たっぷりの湯を使い、ゆで湯は捨てる(ゆでこぼし)ことがポイント。

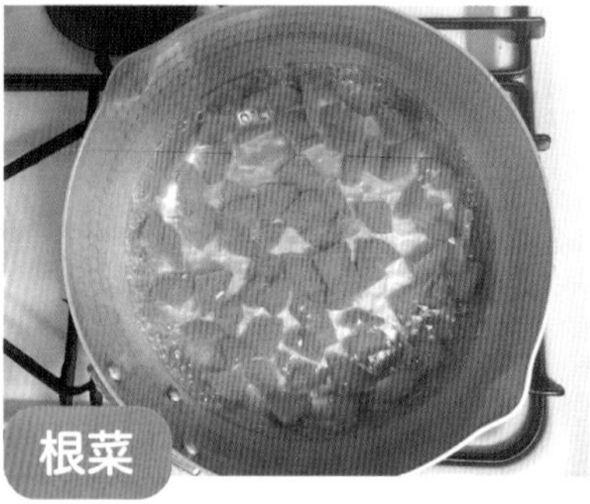

根菜

かぶやにんじんなどは皮をむき、小さく切ってからゆでこぼすほうが、皮つきでゆでるより効率がいい。

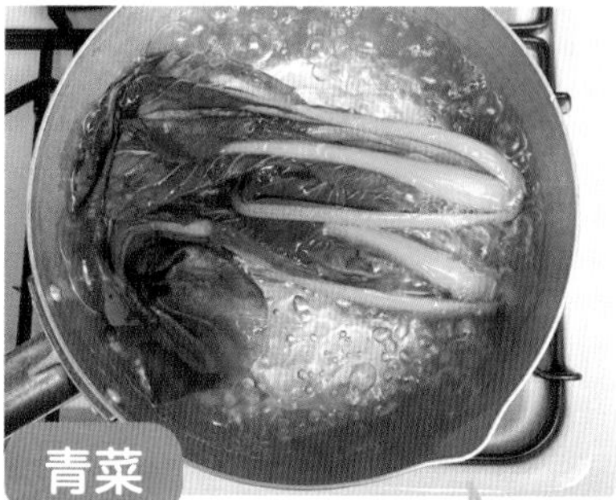

青菜

青菜はたっぷりの湯でゆでるといい。小松菜は約75%、ほうれん草は約50%のカリウムを減らせる。

たっぷりの湯でゆでるのがコツ

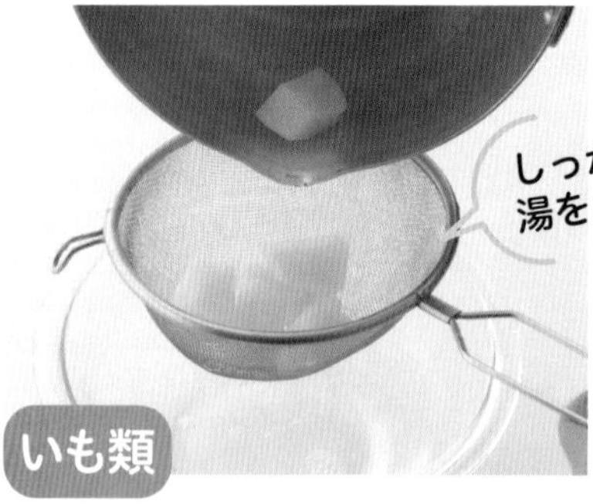

しっかり湯をきる

いも類

いも類は皮をむいてできるだけ小さめに切ってゆでるといい。ゆでてもカリウムは17〜19%程度しか減らないので、食べる量にも注意。

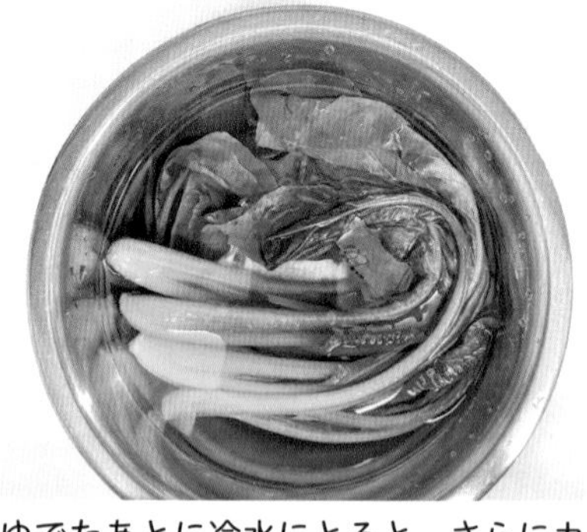

ゆでたあとに冷水にとると、さらにカリウムが減り、色よく仕上がる。

ヒント　電子レンジで加熱してもカリウムは減らせない。時短にはなるけれど、カリウムの管理をするならひと手間かけてゆでこぼす。

水にさらす

カリウムは水溶性なので、水にさらすと流出し、減らすことができる。細かく切って断面を増やすほど流出量は多くなる。

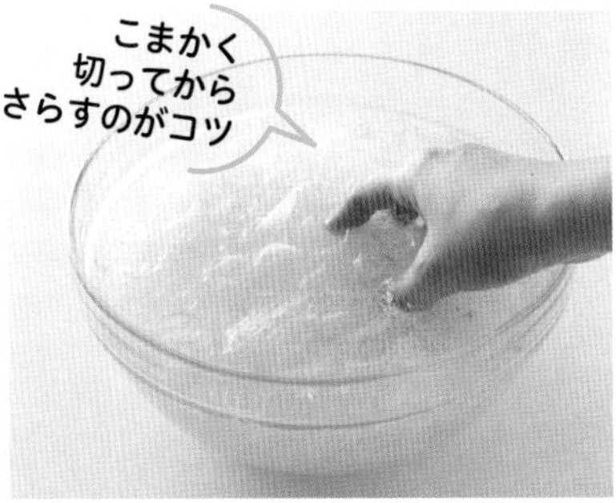

キャベツはせん切りにしてから水にさらすと、カリウムを10%以上減らせる。

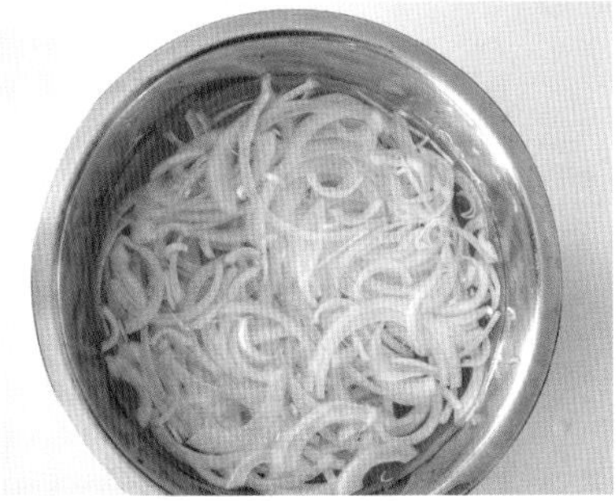

玉ねぎは横薄切りにしてから水にさらすとカリウムを約40%減らせる。

カリウムの減少量の目安	**根菜類**（にんじん、ごぼうなど）	約20～50%減少
	葉茎類（キャベツ、ほうれん草など）	約46%減少
	果菜類（おくら、かぼちゃなど）	約14～40%減少

飲み物選び

食事だけではなく、飲料類も種類によってカリウムの量は千差万別。同じ緑茶でも玉露はせん茶の10倍以上。ヘルシーな印象のトマトジュースや野菜ジュース、豆乳なども非常にカリウムが多い。

●ジュース類200㎖で

トマトジュース	520㎎
野菜ミックスジュース	460㎎
オレンジジュース	380㎎

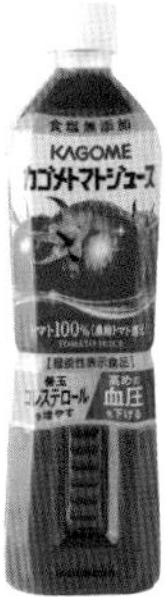

●牛乳など200㎖で

牛乳	300㎎
ドリンクヨーグルト	260㎎
豆乳（無調整）	340㎎

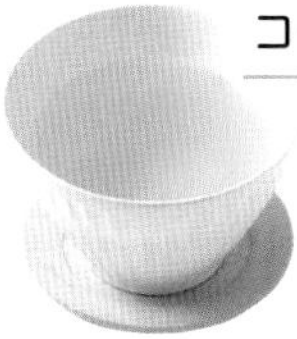

●お茶やコーヒー150㎖で

玉露	340㎎
せん茶	27㎎
ほうじ茶	24㎎
玄米茶	7㎎
烏龍茶	13㎎
紅茶	8㎎
コーヒー（ブラック）	98㎎

たんぱく質が分解されるときに生じる有害な老廃物が腎臓の負担になる

たんぱく質は体を構成する組織を作る大切な栄養素です。しかし、食事からとったたんぱく質が体内で利用される際、**老廃物である窒素が発生**します。健康ならば、この**窒素はろ過されて体外に排出**されるのですが、腎機能が低下するとろ過しきれず、毒素が体内に蓄積して尿毒症を起こしてしまいます。同時に糸球体にも過剰な負荷がかかり、腎機能低下に拍車がかかります。ステージが**G3a**以上まで進行した場合、指示されたたんぱく質量を守る必要があるのはこのためです。

しかし、**たんぱく質を制限しすぎると、筋肉の量が落ちたり**、エネルギー不足にもなりがちです。高齢者の場合、フレイル（虚弱）の原因になり、転倒や骨折の原因にもなりかねません。適切な食事管理が大切なのはこのためです。

1日に摂取するたんぱく質の量

適正なたんぱく質摂取量の目安は以下の方法で算出できます。
症状によって異なる場合もあるので、医師の指示に従いましょう。
基準になる体重は現在の体重ではなく、標準体重です。

ステージG3aの場合

標準体重(kg)(p21参照) × 0.8～1.0(g) = 1日のたんぱく質摂取量

例)標準体重が60kgの場合　60(kg)×0.8～1.0(g)= 48～60g

ステージG3b以降の場合

標準体重(kg)(p21参照) × 0.6～0.8(g) = 1日のたんぱく質摂取量

例)標準体重が60kgの場合　60(kg)×0.6～0.8(g)= 36～48g

代表的な食材のたんぱく質量

肉や魚の重量イコールたんぱく質量ではありません。種類や脂の量によっても異なるので目安を知っておきましょう。また、肉や魚以外に、ごはんやめんなどの主食にもたんぱく質が含まれるので加算して考えましょう。

鶏むね肉100g
21.3g

鶏もも肉(皮つき)100g
16.6g

豚ロース肉100g
19.3g

豚ヒレ肉100g
17.2g

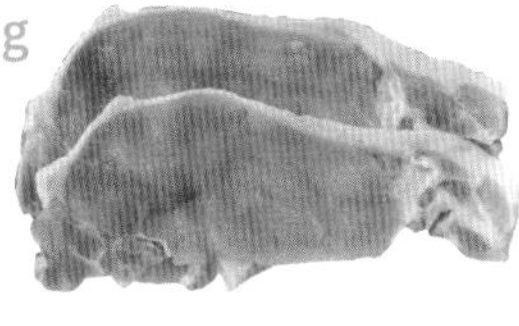

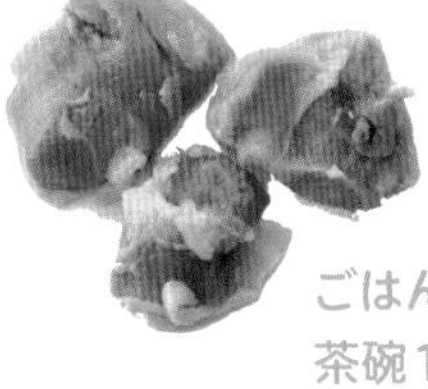

白身魚(たら)100g
17.6g

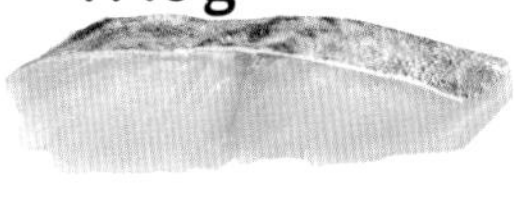

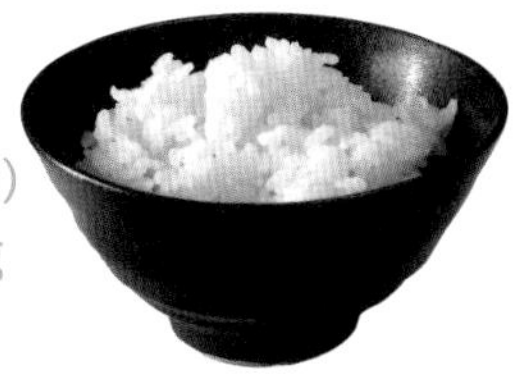

ごはん(精白米)
茶碗1杯180g
4.5g

本まぐろ(脂身)100g
20.1g

健康でも過剰摂取しているリン。慢性腎臓病の人は添加物も厳密にチェック

腎機能障害のどのステージでも気をつけたいのがリンです。からだにとっては**大切なミネラル**ですが、現代の生活では過剰摂取しがちな成分です。カルシウムと結合すると**リン酸カルシウム**となり、血管壁にこびりついて**動脈硬化を促進**し、心筋梗塞や脳卒中の遠因になります。余分なリンの排出で腎臓の負担になり、腎機能を低下させることも。**食品添加物として多くの食品に含まれている**ので、「リン○○」と記載されているもののほか、下記のような記載があるものには注意しましょう。

名称	惣菜パン		
原材料名	小麦粉（国内製造）、ハム、チーズクリーム（植物油脂、脱脂粉乳、ナチュラルチーズ、その他）、マーガリン、砂糖、ショートニング、パン酵母、乳糖を主原料とする食品、食塩、発酵風味料、卵／加工デンプン、増粘剤（加工デンプン）、増粘多糖類、調味料（有機酸等）、ph調整剤、セルロース、リン酸塩（Na）、乳化剤、香料、イーストフード、カゼインNa、酸化防止剤（ビタミンC、ビタミンE）、着色料（クチナシ、カロチン）、発色剤（亜硝酸Na）、ビタミンC、香辛料抽出物、（一部に乳成分、卵、大豆、鶏肉、豚肉を含む）		
内容量	1個	消費期限／表面に記載	保存方法／直射日光、高温多
製造者	株式会社●●ベーカリー　東京都●●区▲▲町0-00-00		

リン酸塩のようにリンのつく名称のほか、かんすい、増粘剤、ph調整剤、結着剤、乳化剤、膨張剤、酸味料などと表示されていればリンを含んでいる可能性が高い。

すぐに血糖値を上昇させる糖。血管中で老化促進物質にも変わる！

糖は、食べると**すぐにエネルギーに変わる最も効率のいい燃料**のような栄養素。消化されて血液中にとり込まれると血糖になり、順次使われるのですが、糖の消費が追いつかず、**血液中の糖質が増えすぎると血糖値が上がります**。余分な糖を処理するために、インスリンが分泌されるのですが、この作業が大変すぎて起こるのが糖尿病。**糖尿病は腎機能障害の大きな原因**です。血糖値の上がるスピードは、糖の種類や一緒に食べる食材によっても左右されるので、腎臓を守る第一歩は急激に血糖値を上げないことと覚えておきましょう。

さらに、血液中の**余分な糖はたんぱく質や脂質と結びつきます**（糖化）。その結果、**老化促進物質であるＡＧＥ（終末糖化産物）**が作られ、血管や組織の老化を早めてしまうため、毛細血管が主役の腎機能にも悪影響を及ぼします。

脂質

肥満や脂質異常がある人は適量を！エネルギー不足の人はうまく活用

脂質はたんぱく質や炭水化物に比べて高カロリーな栄養素で、太りすぎの人はとりすぎないことが大切です。でも脂質は体にとって大切な成分。**細胞膜やホルモンのもとになり、脂溶性ビタミンの吸収を助けたりもします**。避けるのではなく、適量を心がけましょう。

大切なのが脂質の種類です。常温で固まる油（飽和脂肪酸）と常温では液体の油（不飽和脂肪酸）があり、**飽和脂肪酸は動脈硬化や心臓病の原因になりやすいので注意が必要**。不飽和脂肪酸、特にオメガ3系脂肪酸と呼ばれるアマニ油やえごま油は脳や血管によい働きがあります。**オリーブ油やごま油の香りは減塩に役立ちます**。たんぱく質制限や、高齢で食が細い人の**エネルギー補助**にも油は有効。揚げ物やドレッシングなどで植物油を補うのはいいことです。

腎機能のレベルで飲む水の量は変わる。G4以降はむくみ対策に水分量を調整

ステージが**G3a**までは体内の老廃物を排出したり、熱中症予防や、血液濃度が高まって心筋梗塞や脳卒中になるのを防ぐためにも**適度な水分をとることが大切**です。とはいえ**過剰な水分摂取は腎臓への負担が大きい**ので厳禁。健康な人で体重1kgあたり30~35mℓが適量。約1・7~2・5ℓです。腎機能が低下してきたら、主治医に確認しましょう。

G4、**G5**になると腎機能の低下により、**体内の水分を排出する能力が低下**してくるので、水を飲みすぎるとむくんでしまいます。手足だけでなく、心臓や肺がむくむと命に関わる場合も。水分量の調整はとても重要です。

人工透析の人は厳密な水分管理が必要になります。指示された必要量を守ることが大切です。

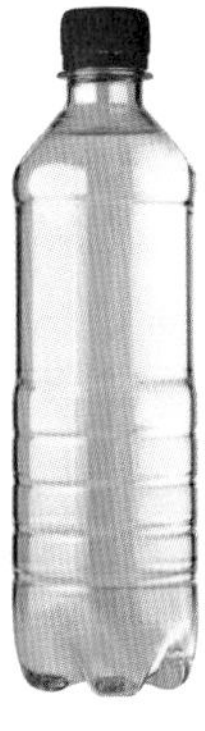

1日に必要なエネルギー量の計算法

慢性腎臓病の初期は生活習慣病対策で改善できます。標準体重を維持するにはどのくらい食べればいいのか？　肥満や内臓脂肪が気になる人はもちろん、たんぱく質制限で栄養不足の人も、必要なエネルギー量を知りましょう。

1 身長から標準体重を割り出す

身長(m)× 身長(m)× 22 → 標準体重(kg)

例)身長160cmの人の場合　1.6(m)×1.6(m)×22 → 56.3kg

2 生活強度別のエネルギー指数を探す

生活強度指数		体重1kgあたり
軽い労作	デスクワークなどで座っていることが多い人	25～30kcal
普通の労作	通勤などの移動や立ち仕事をする人	30～35kcal
重い労作	力仕事をしたり、活発な運動習慣がある人	35kcal以上

3 1日に必要なエネルギー量を計算する

標準体重		エネルギー指数		必要エネルギー量
(kg)	×	(kcal)	＝	(kcal)

例)標準体重が56.3kgで終日自宅でデスクワークをしている人の場合
56.3(kg)×25～30(kcal)→1400～1700kcalくらい
例)標準体重が56.3kgで立ち仕事、または毎日筋トレやランニングをしている人
56.3(kg)×35～(kcal)→1970kcal以上

※肥満が気になる人は算出したエネルギー量より少し少なめの食事を続け、適正な体重になったら必要なエネルギーを摂取する食事に変えていきます。
※高齢で低体重やフレイルが認められる人は、必要エネルギーより少し多めに食べるように心がけます。食事制限でじゅうぶんな食事がとれない場合は、油脂などで補ったり、栄養補助食品などを活用し、栄養不足にならないように気をつけましょう。

PART 3

腎機能を守るなら

最初に試したい ゼロ塩スープ

やみくもに減塩しても結局リバウンドします。
大切なのは、濃い味を食べ続けたことで失われた、
おいしさを感じる力をとり戻すこと。
塩気を減らすだけではなく、うまみを感じるようにする。
それが味覚リセットのためのゼロ塩スープです。
おいしいと感じる繊細な感覚を大切にしてください。

ゼロ塩スープで舌をリセット！味覚力を鍛える

おいしいと感じるのは舌から得られる感覚です。
「減塩料理は物足りない」「味がしない」「食べる楽しみがない」と
きらう人が多いのですが、実はそれ、習慣による舌のマヒなのです。
日本人の1日の塩分摂取量は平均10・1gで（令和元年国民健康・栄養調査より）、
欧米に比べるとかなり多め。昔から米の飯をみそ汁や漬け物の塩分で食べて
お腹を満たす生活に慣れてしまったからではないでしょうか。

減塩の第一歩は「みそ汁と漬け物をやめる」ことだと思います。
塩分だけで主食を食べる習慣から脱却してほしいのです。
塩分を控えても、うまみがあればおいしく感じます。

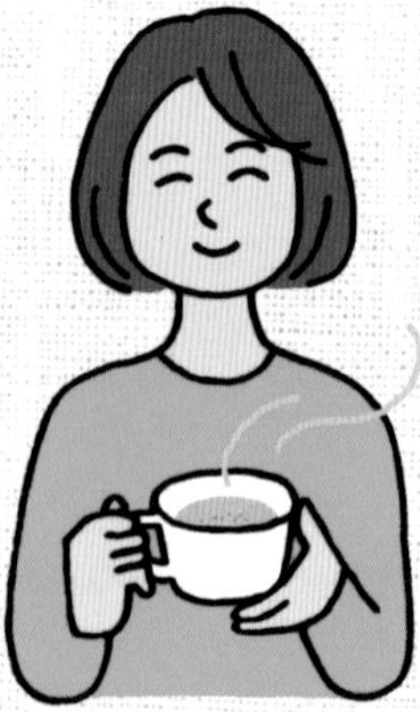

最初は物足りないけれど、次第にうまみの深い味わいを感じるようになるはずです。この変化は一日でも実感できます。１週間続ければ、以前の味を「塩辛すぎる」と思うでしょう。そう感じられるようになるために大切なのは、きちんとうまみの感じられる食事を口にすること。

本書では、ていねいにだしやスープをとって作る「ゼロ塩スープ」を味わうことで、がまんの必要がない「舌のリセット法」を紹介しています。

一度敏感な舌に変われば、本当のおいしさと健康が手に入るはずです。

1. 舌の感受性を高める
2. 塩気に頼らない
3. うまみを大事にする
4. 酸味に親しむ
5. 香りや食感を楽しむ

基本のかつおだし

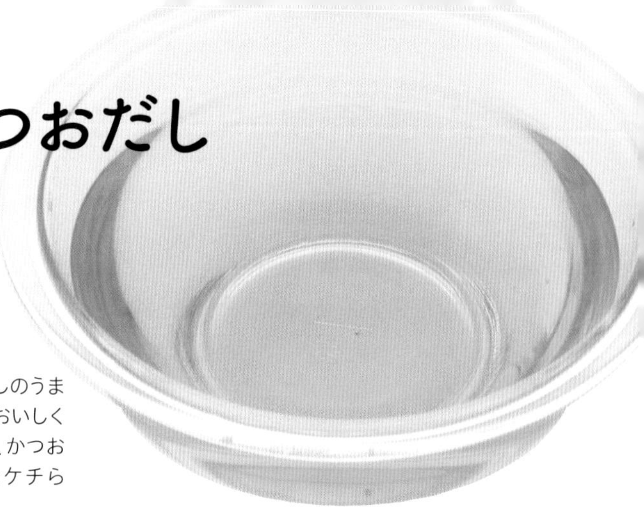

材料 でき上がり1ℓ分

水 …… 5カップ（1ℓ）

かつお節 …… 30〜40g

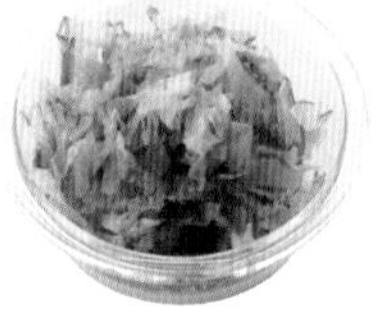

かつおだしのうまみだけでおいしく飲むには、かつお節の量をケチらないこと。

作り方

1 鍋に分量の水を入れて強火にかけ、沸騰したらかつお節を入れてすぐに火を止めて2分待つ。（アクが出るようならとり除く）

2 さらしや厚手のキッチンペーパーをざるにかませてすぐにこす。（えぐみが出てしまうので、こしたあとは絞らないようにする）

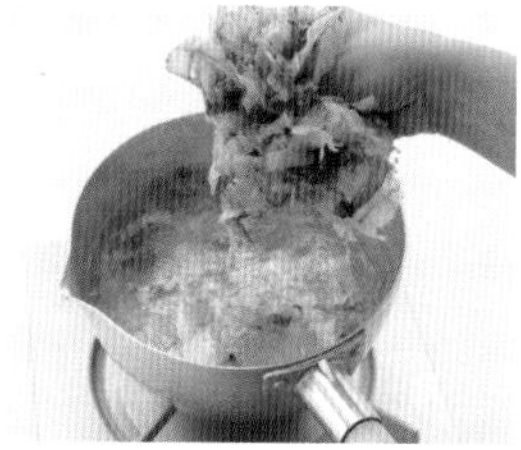

かつお節は沸騰した湯に入れるのがコツ。

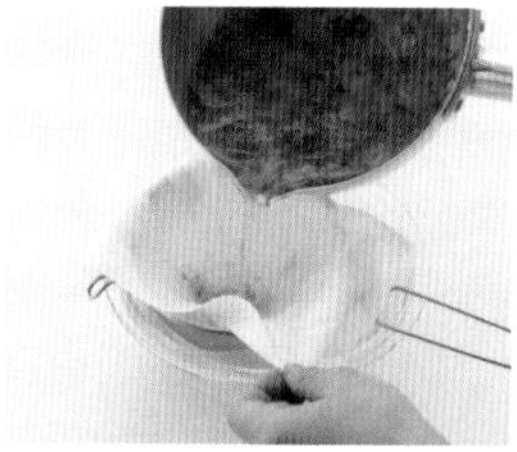

キッチンペーパーなどでこすと澄んだだしに。

●作りおきだしは 1ℓを3日まで が基本！

だしは意外に日持ちしないので、まとめてとったら必ず冷蔵保存し、2〜3日で使い切る。持病がある人は免疫力が下がっていることも多いので、衛生面には配慮することが大切。

メモ 市販のだしのもとは注意が必要！

顆粒の「和風だしのもと」や液体の「うまみだし」などは塩分を加えたものが多い。また、保存料などを添加したものもあるので、必ず成分表示を確認したい。

塩分
0.2g

かつお節にたっぷり含まれるイノシン酸は
干していぶしていく間に生み出されるうまみ。
うまみは塩味や甘味といった五味につぐ
第六の満足成分。塩気に頼らない食生活に
なくてはならない定番の味です。

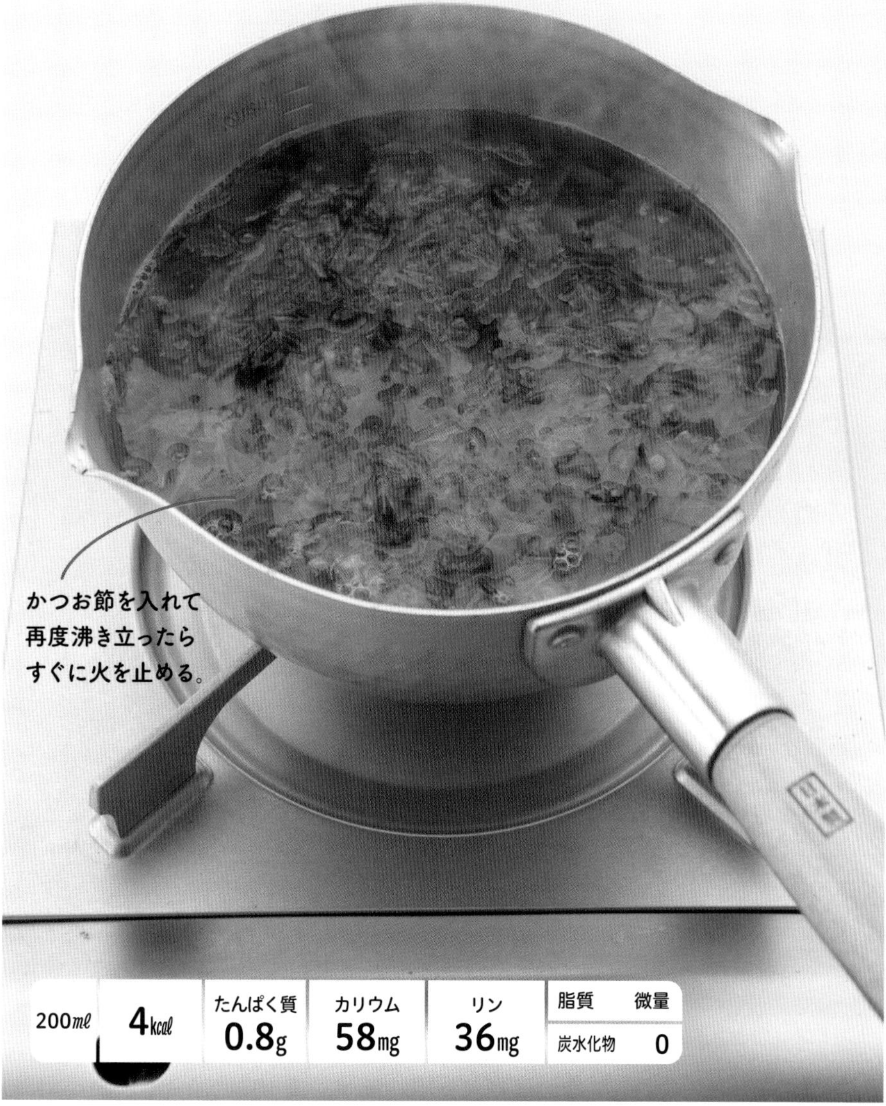

200mℓ	4kcal	たんぱく質 0.8g	カリウム 58mg	リン 36mg	脂質 微量 / 炭水化物 0

簡単だしで毎日「ゼロ塩おだし生活」

だしをとる時間がない、思い立ったときにだしを飲みたい人に、
簡単なのに本格的な味のかつおだしをとる方法２種を紹介します。

水出しかつおだし

かつお節を水につけて冷蔵庫で一晩おけば翌日にはおいしいだしができ上がり。手間をかけずに日常に本格的なだしをとり入れられる。
煮出すとしっかりした味なのに対し、水だしはさっぱり。熱を加えないのでうまみがとけ出しにくいけれど、魚のにおいも薄いので、初心者にはおすすめ。

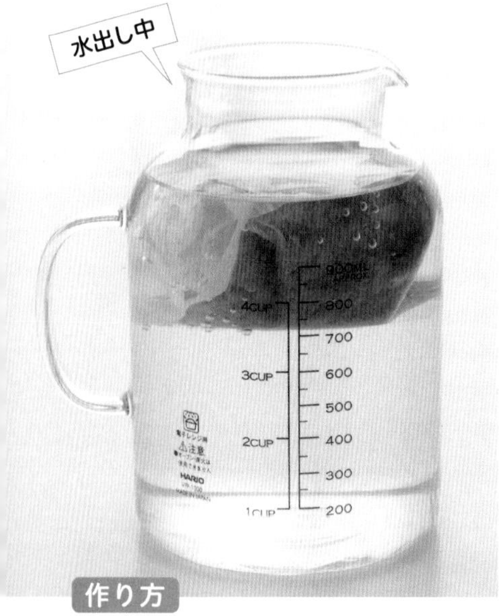

作り方

不織布などのだしパック（お茶用でもＯＫ）にかつお節10〜20gを入れて、ポットに入れた水１ℓに浸してそのまま冷蔵庫で10時間ほど保存して抽出する。

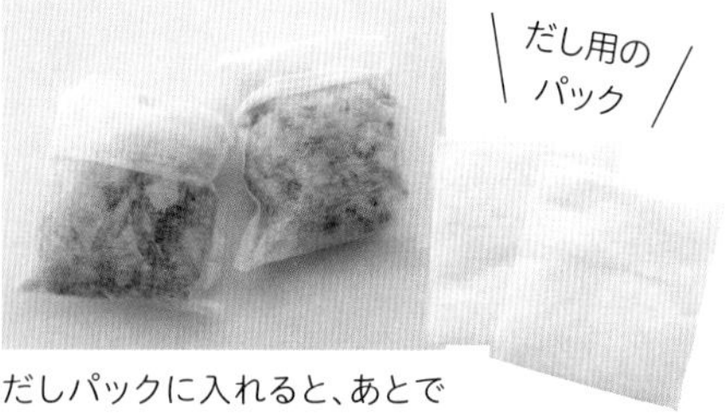

だしパックに入れると、あとでこす手間がかからずラク。直接入れてざるでこしてもいい。

冷凍保存も便利

まとめて作って保存するのもいい。冷蔵庫なら3日まで。できればドアポケットではなく、温度変化の少ないところへ。

3日以上保存するなら小分け冷凍が安心。200mℓずつ冷凍保存袋やコンテナに入れて冷凍しておくと、1人分を電子レンジで簡単に加熱できる。

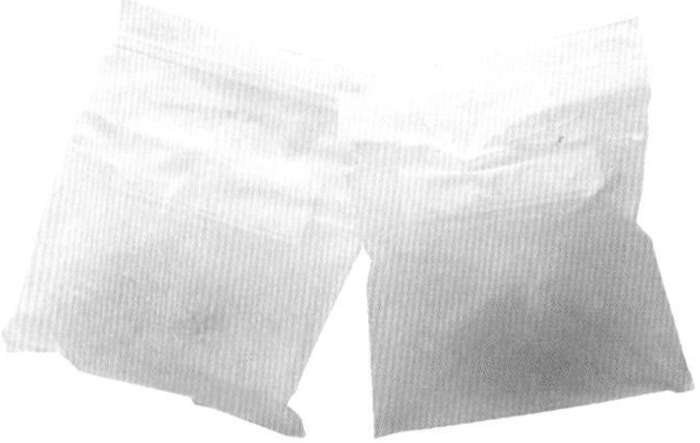

150〜200mℓずつ小分けにして冷凍しておくと便利。

冷凍●保存期間
１ヶ月

簡単レンジかつおだし

１人分のだしをさっととりたいときに便利な電子レンジかつおだし。スープカップにパック入りのかつお節を浸し、レンジでチン！　これならお茶を飲むようにだしを楽しむことができる。

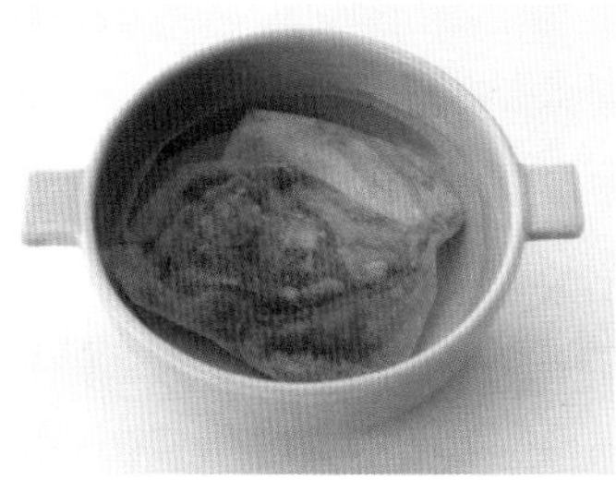

200㎖で1人分にちょうどいい。

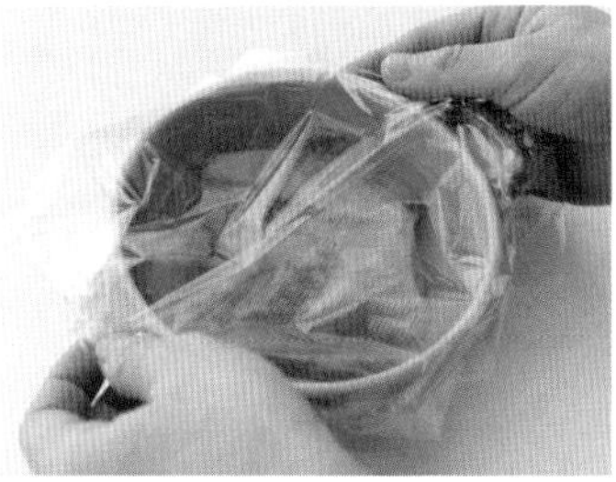

ふんわりとラップをかけてチン！

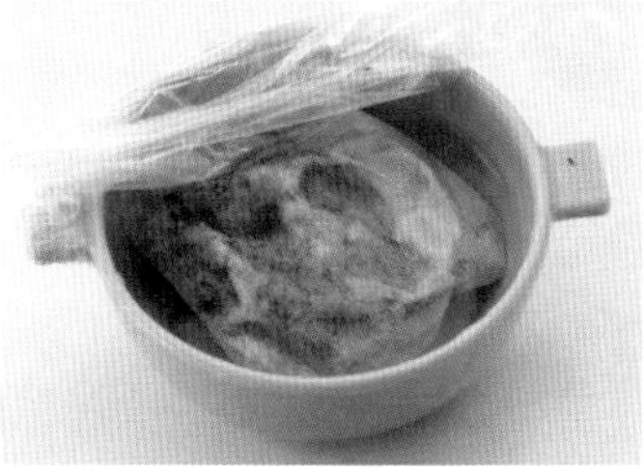

これだけででき上がり。

作り方

かつお節適量をだし用のパックに入れて耐熱容器に入れ、水200㎖を注いでふんわりとラップをかけ、電子レンジで２分ほど加熱してパックをとり出す。
パック入りの小分けのかつお節をカップに振り入れ、加熱したら茶こしなどでこしてもいい。

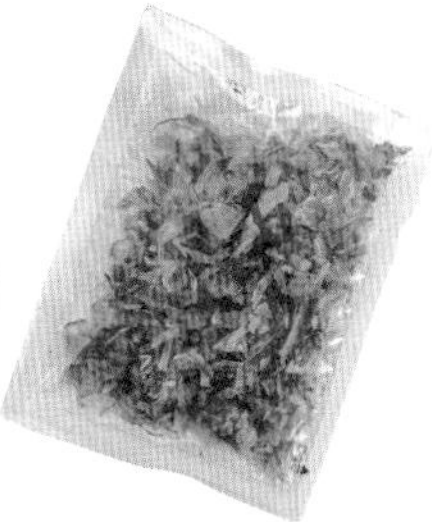

小分け包装を
１パック分直接
入れてもいい。

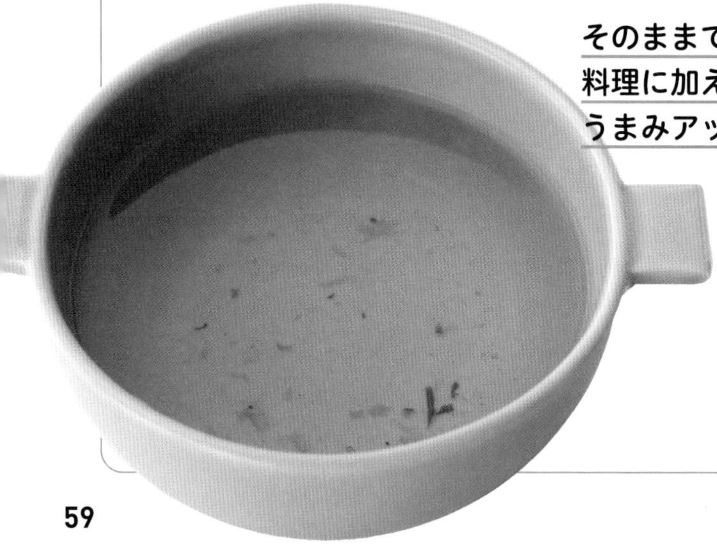

そのままでおいしい。料理に加えてうまみアップに役立てても

かつおだしはそのまま白湯のように飲んでもおいしい。簡単レンジかつおだしなら、コーヒーブレイクならぬ、「おだしブレイク」で味覚をリセットできる。

基本の鶏スープ

手羽先

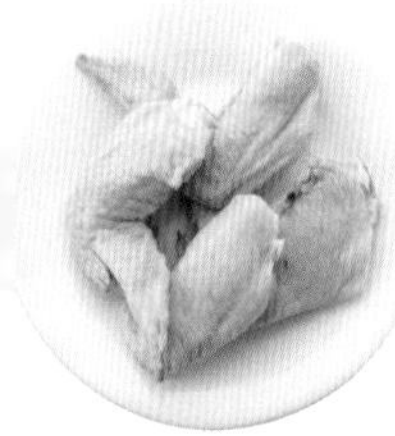

セロリ

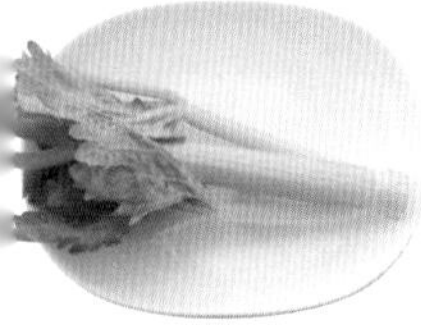

しょうが

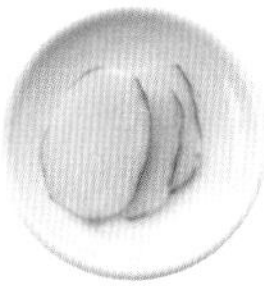

にんにく

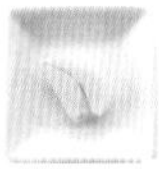

ローリエ

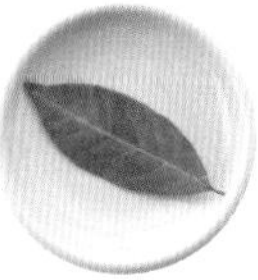

材 料　でき上がり1ℓ分

鶏骨つき肉(手羽先) …… 4～5本
セロリ …… 1/2本
にんにく …… 1/2かけ(5g)
しょうが …… 1/3かけ(4g)
ローリエ …… 1枚
水 …… 6カップ(1.2ℓ)

作り方

1 鶏手羽は1つずつキッチンペーパーにはさんで、水気をふく。
2 セロリは半分に切り、にんにくはつぶす。しょうがは薄切りにする。
3 鍋に1、2、ローリエ、水を入れて強火にかけ、煮立ったらアクをとり、弱火にしてふたはせず、1～2時間コトコトと煮込んでざるでこす。

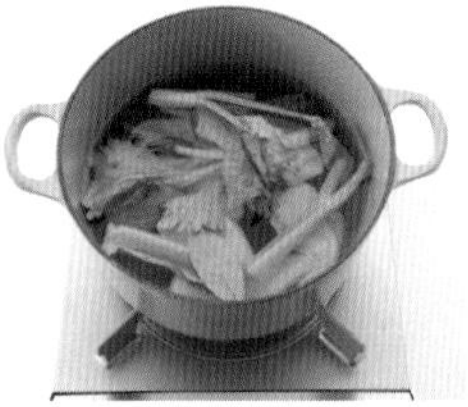

材料は水から入れる。アクが浮いてきたらこまめにとるのがコツ。

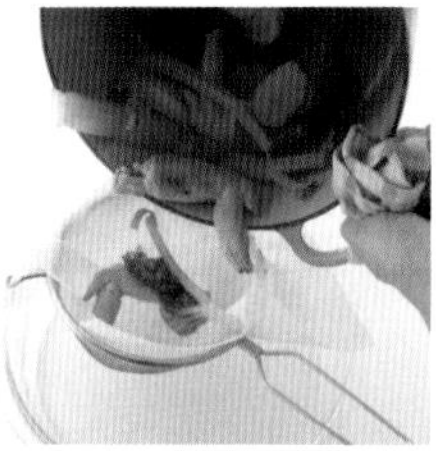

でき上がったらざるでこす。キッチンペーパーなどをかませると澄んだスープがとれる。

●香味野菜の選び方

鶏肉のくさみを消すためには香りの野菜が欠かせない。腎機能を守るゼロ塩スープには、カリウムの溶出量が少ないセロリ、にんにく、しょうがなどを使うといい。

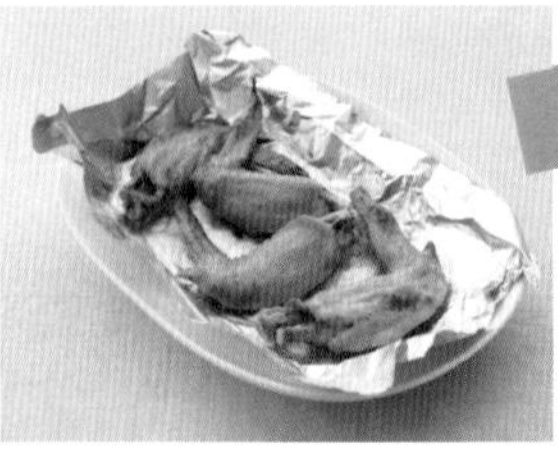

メモ　手羽先の活用法

スープをとったあとの手羽先はオーブントースターなどでこんがり焼くとおいしく食べられる。 鶏手羽先1本でたんぱく質は5.7g

塩分 0.2g

最もなじみ深い鶏のスープは
グルタミン酸、イノシン酸、グアニル酸と
トリプルのうまみ成分を含んでいます。
火にかけてコトコトと煮込んだスープは
塩分など不要と感じさせる滋味深い味。

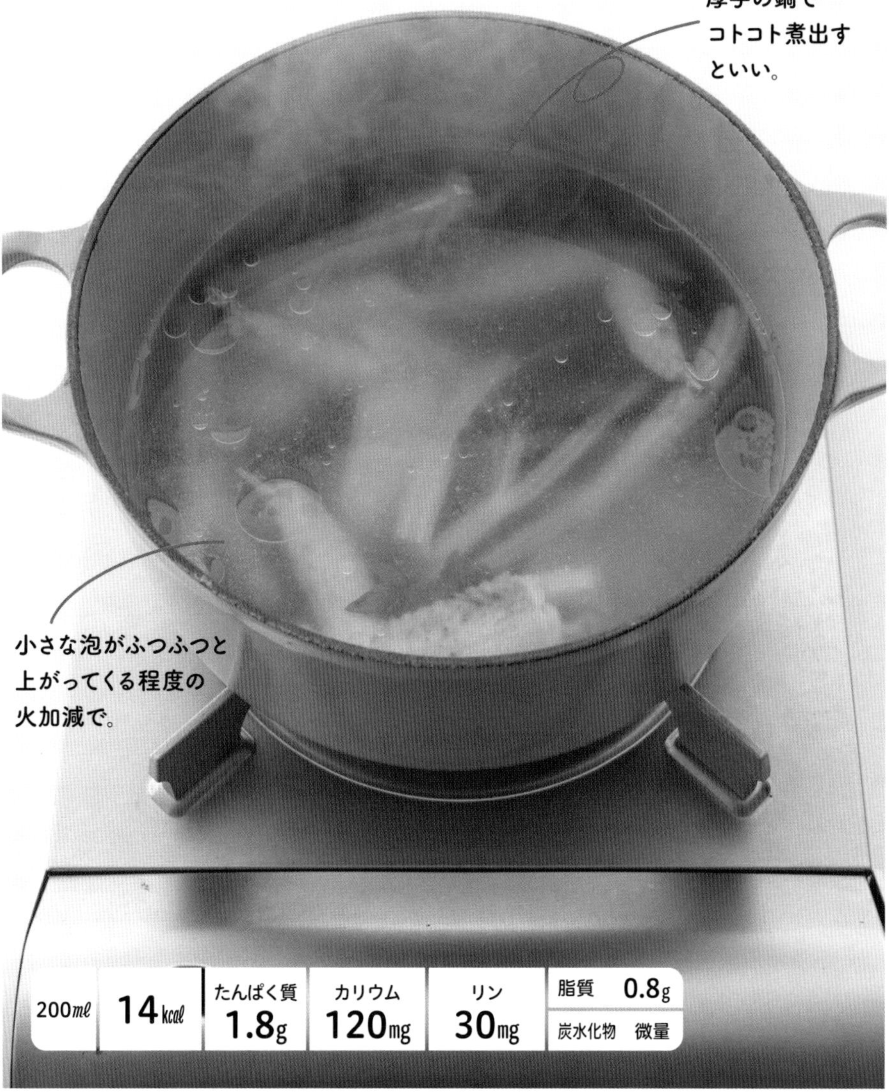

200mℓ	14kcal	たんぱく質	カリウム	リン	脂質	炭水化物
		1.8g	120mg	30mg	0.8g	微量

基本の煮干しだし

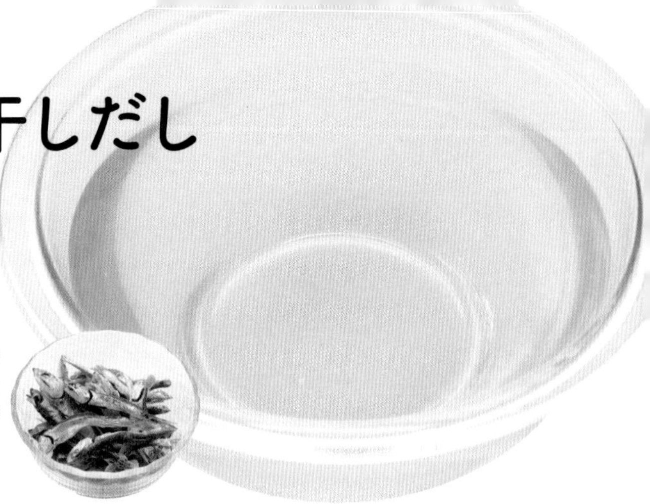

材料 でき上がり1ℓ分

煮干し …… 25～30g

水 …… 5カップ

煮干しは新鮮なものを選ぶとくさみがなくおいしい。乾煎りすると魚くささが軽減される。煎りすぎると焦げくさくなるので注意。

作り方

1 煮干しは頭とわたをとり、鍋に入れて香りが出るまで弱火で乾煎りする。

2 鍋を火からおろし、分量の水を注いで火にかけ、煮立ったら少し火を弱め、ていねいにアクをとりながら、5分ほど煮出す。

3 さらしや厚手のキッチンペーパーをざるに敷いてこす。

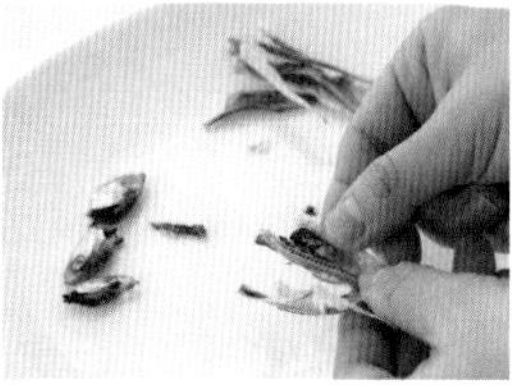

煮干しは縦に裂き、頭をとってわたをつまみとる。裂くことでだしがしっかりとれる。新鮮な煮干しならわたまでとらなくてもいい。

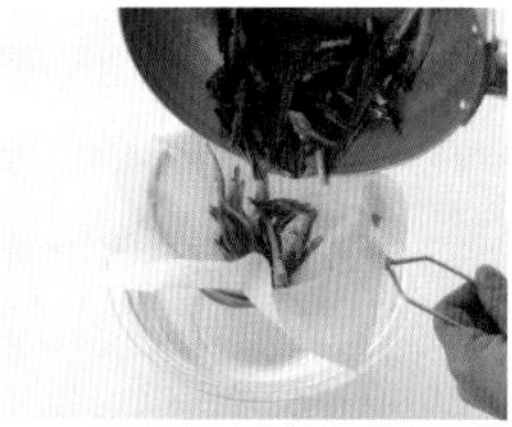

厚手のキッチンペーパーでこすと濁りのない澄んだだしがとれる。

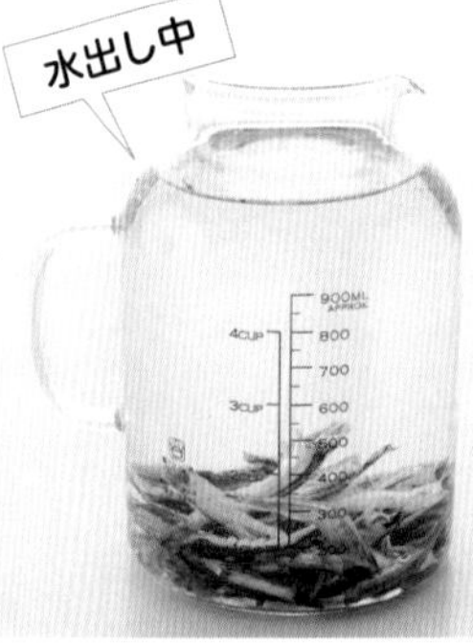

●簡単水出し煮干しだし

煮干しの頭とわたをとり、ポットに入れた水1ℓに浸してそのまま冷蔵庫で10時間ほどおいて抽出する。

冷蔵●保存期間
3日

メモ 煮干しの活用法

だしをとった煮干しを捨ててしまうのはもったいない。ゼロ塩を目指すなら、しっかり湯をきっただしがらを乾煎りしておやつにするとカルシウムがとれる。甘酢漬けにすると酢によってやわらかい仕上がりに。カルシウムを余すことなく活用できる。

塩分 0.2g

煮干しの力強い味は凝縮した魚のうまみ。
しっかりと感じられる味と香りが
ゼロ塩でも物足りなさを感じさせません。
鮮度と質が味を左右するので良質なものを
ふんだんに使って味覚を鋭敏に。

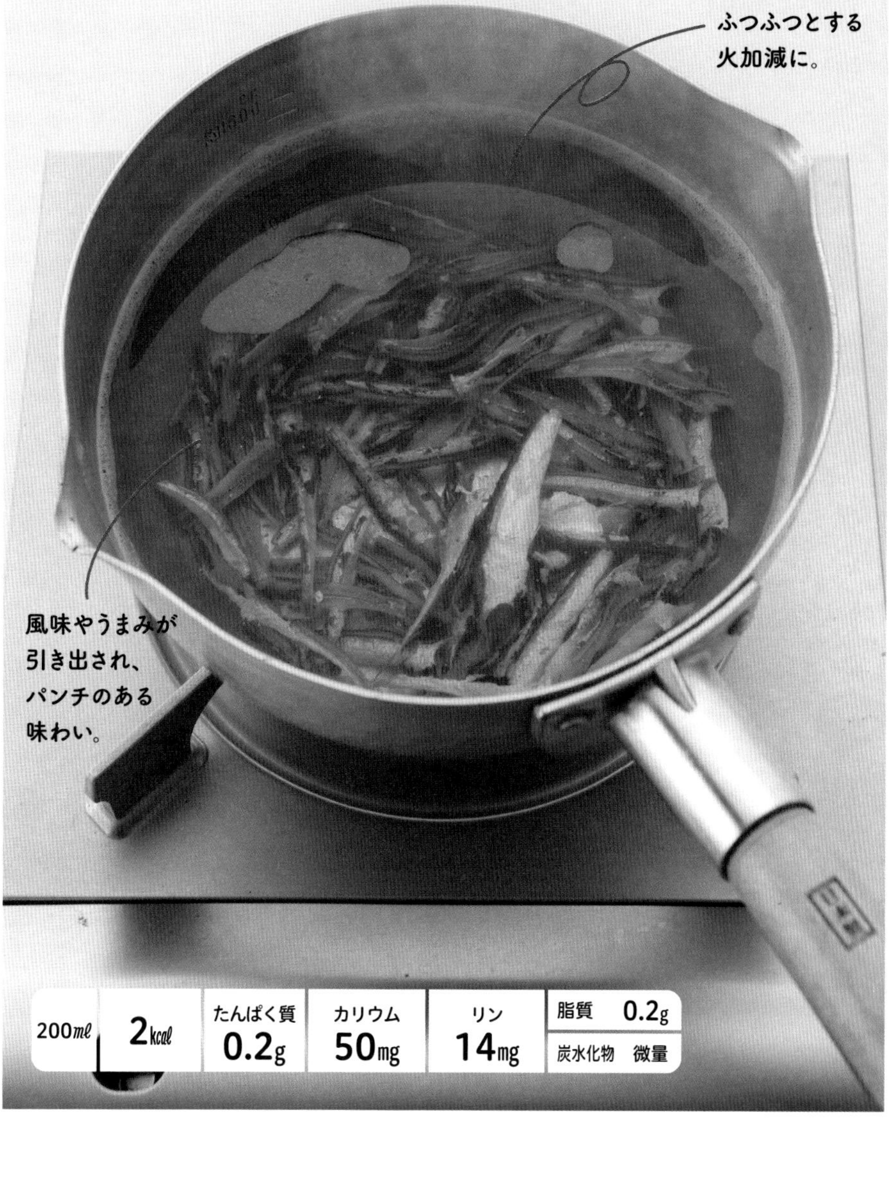

200mℓ	2kcal	たんぱく質	カリウム	リン	脂質	炭水化物
		0.2g	50mg	14mg	0.2g	微量

うまみを生かすゼロ塩スープいろいろ

基本３種に加え、簡単にうまみを引き出せるスープのとり方をマスターしておくと変化がつき、「ゼロ塩スープ」を続けやすい。

●しいたけだし

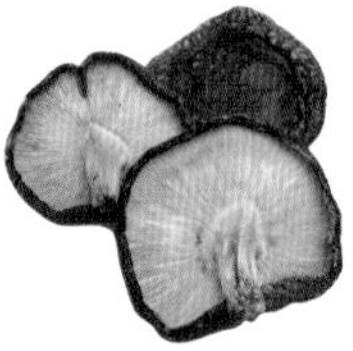

干ししいたけを水でもどしたもどし汁のうまみは動物性のかつおや煮干しとは違い、濃いのに軽やかなのはグアニル酸の特色。

●干しえびだし

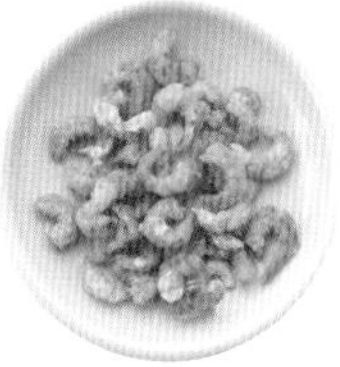

干しえびを一晩水につけると特有のうまみたっぷりのえびだしに。もどしたえびもやわらかく食べられるので、そのままスープにするだけでなく、おかゆや野菜炒めに活用してもいい。

●ビーフだし

牛すじ、牛スペアリブなどをコトコトと煮出すスープ。鶏スープを参考にセロリやにんにく、しょうがなどの香り野菜とともに煮る。

●干し貝柱スープ

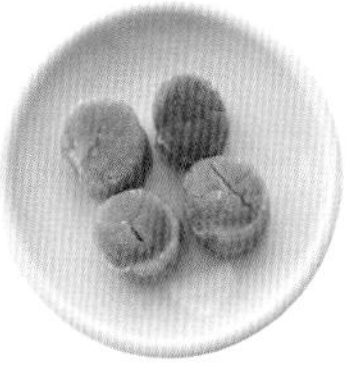

干し貝柱を水につけ、冷蔵庫で一晩おくと絶品のほたてだしに。スープのほか、おかゆや煮物に大活躍。やわらかくなった貝柱も一緒に食べられる。1個で塩分が約0.1gなので、量に注意を。

●昆布だしはカリウムが多い

和食の定番昆布だしは、実はカリウムが多いので、カリウム制限のあるG3b以降はあまりおすすめできない。昆布はおいしさの要になるので、小さめの昆布を一晩水に浸し、かつおだしをとる「合わせだし」ならOK。

●野菜だしにも気をつけて

ヘルシーで健康成分がとれると人気の野菜だし。でも野菜にはカリウムが多いものも少なくないのでカリウム制限がある人は種類には注意を。本書でも、スープの香りづけにはカリウムの少ないセロリや、少量でも香りの効果が高いにんにく、しょうが、パセリなどを使っている。

PART 4

腎臓をいたわる

繰り返し作りたい ゼロ塩スープバリエ

ゼロ塩スープを毎日続けることで、
次第にこれまでの味を塩辛いと感じるようになります。
その分、香りや酸味、辛味など、他の味を感じるはず。
基本のスープのバリエーションで、
楽しくおいしくゼロ塩スープ習慣を続けるために、
おすすめのアレンジを紹介します。

朝はゼロ塩スープで自律神経を刺激する。朝食のとり方で1日の塩分量をコントロール

減塩はめりはりをつけて行うほうが長続きします。
腎機能を改善するために守りたい塩分量は1日6g未満です。
この塩分量でも満足感のある食事をするために最もおすすめなのは
朝食を無塩にする方法です。まず、朝のゼロ塩スープ習慣を始めてみましょう。

起床後は水分不足なので、ゆっくりとスープを飲むとドロドロ血液が正常に戻ります。
温かいスープなら体を冷やすこともなく、やさしく胃腸を目覚めさせてくれるはず。
朝、からっぽの胃にスープが入るとその重みが結腸を刺激する「胃結腸反射」が起こり、
大腸が働き始めてお通じをよくしたり、その後の朝食の消化を助ける働きもあります。
1日のスタートだから炭水化物は多めでもいいので、ゼロ塩朝食を試してみてください。

朝のゼロ塩スープ習慣

朝のだし習慣！ 目覚めたらカップ1杯のだしで胃を目覚めさせ、薄味でもおいしい朝食へとつなげる。最初のスープで食事を適量に抑えられる。

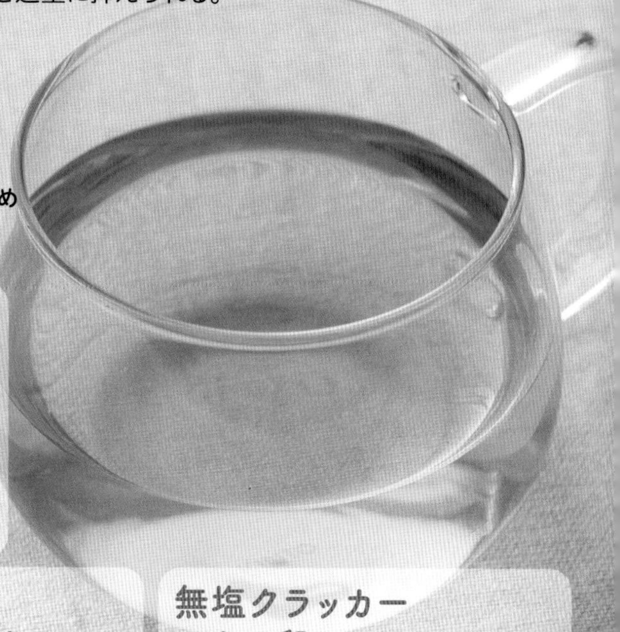

ゼロ塩朝食の例

1日塩分6g未満を目ざすためのゼロ塩おすすめ朝ごはん。

白めしナッツおにぎり

白いごはんに無塩ローストのくるみやアーモンドを砕いて加える。ナッツのコクで無塩でもおいしい。

ふかしいも＋食塩不使用バター

さつまいもを電子レンジやオーブンで加熱し、無塩バターをのせる。食物繊維と適度なエネルギーが補給できる。

無塩クラッカー＋ゆで卵

塩分を含まないクラッカー（p87参照）にゆで卵のスライスをのせる。ゼロ塩スープとも好相性。

りんご＋ヨーグルト

スライスしたりんごを無糖のヨーグルトに加えて果実の甘味で食べる。血糖値が気にならなければ、少量のはちみつは1日のエネルギー源として優秀。

シリアル＋牛乳（豆乳）

シリアルに少量のはちみつや砂糖をかけ、牛乳や豆乳をかける。手早くでき、1日のスタートを切るエネルギーを補給。たんぱく質と食物繊維がしっかりとれる。

★ステージG3以上の慢性腎臓病でカリウム制限、たんぱく質制限のある人はフルーツやいも類の摂取については医師の指示を仰ぐこと。主食をたんぱく質調整食にすれば、ごはんやパンも食べられる。

塩分
0.2g

香りのいい薬味野菜をたっぷり入れると
塩分を控えても、物足りなさは感じない。
ごまの香ばしさもポイントで、ゴマリグナンなどの
抗酸化成分が血管の老化を防いでくれる。
だしを変えると飽きずに続けられる。

おすすめは
かつおだし
煮干しだし

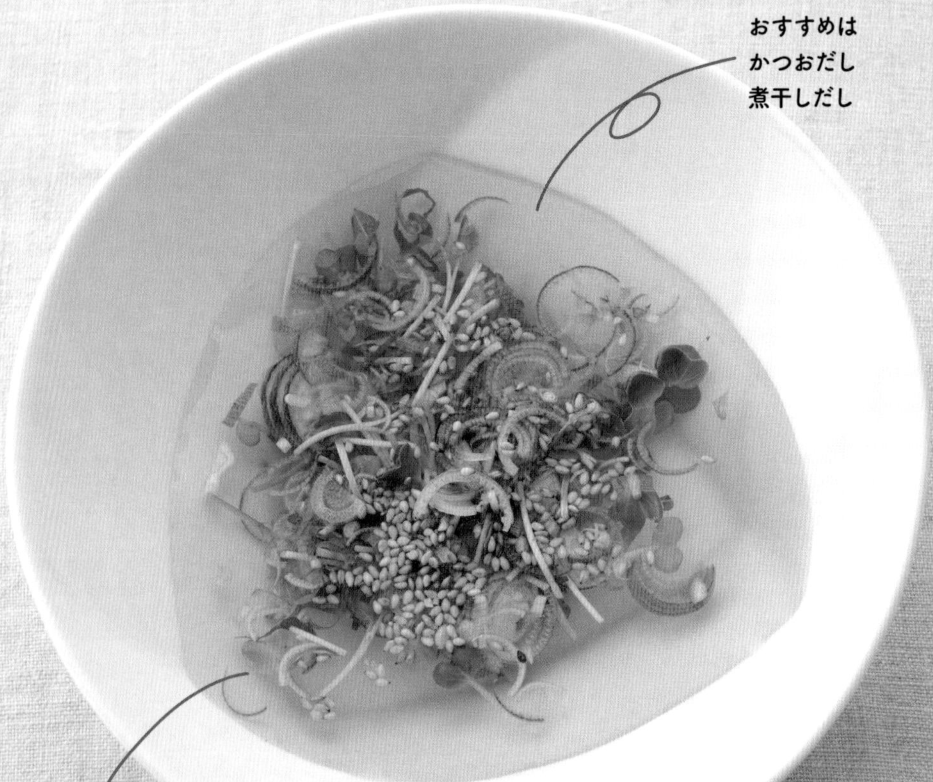

1日の塩分量の中で、
しょうゆ1g（塩分0.15g）を
たらして香りをプラスしてもいい。

1人分					
	13kcal	たんぱく質 1.3g	カリウム 101mg	リン 47mg	脂質 0.6g
					炭水化物 0.8g

ちょい足しゼロ塩スープ

薬味たっぷりスープ

材料 1人分

だし …… 200㎖
みょうが …… 1個(14g)
かいわれ菜 …… 5g
青じそ …… 1枚(1g)
いり白ごま …… 小さじ1/2

かいわれ菜

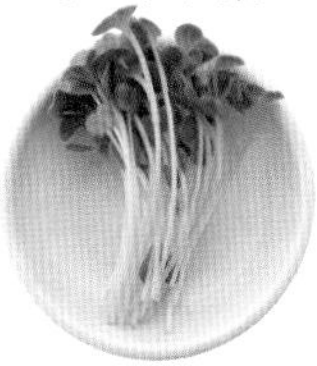

青じそ

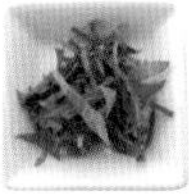

みょうが

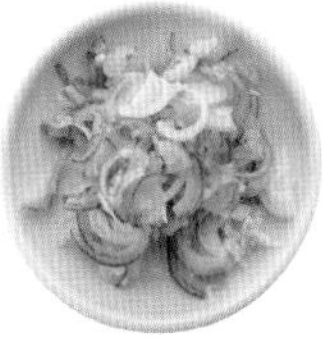

作り方

1 みょうがは縦半分に切って横薄切りに、かいわれ菜は長さを3等分に切る。しそは縦半分に切って細切りにする。

2 1をすべて10分ほど水にさらし、ざるに上げてしっかり水気をきる。

3 温めただしに2を散らし、ごまをふる。

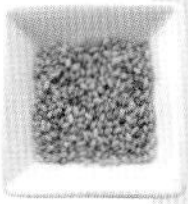

ごまは小さじ1/2で6㎉、塩分は0なので、どのステージの人にもおすすめしたいトッピング。

メモ

- たんぱく質制限のない人は、絹ごし豆腐の細切りを加えてボリュームを出してもいい。
たんぱく質制限のある人は、仕上げにオリーブ油やアマニ油などを小さじ１程度回し入れるとエネルギーアップできる。
- カリウムの制限がない人はゆで野菜などを加えるアレンジで、野菜補給に役立てても。

塩分
0.4g

かたくり粉でとろみをつけると
スープにボリューム感がプラスされ、
体を温める効果もあるので血行促進にも。
卵はアミノ酸バランスのいい
良質のたんぱく質なので毎日食べたい。

おすすめは
かつおだし
鶏スープ

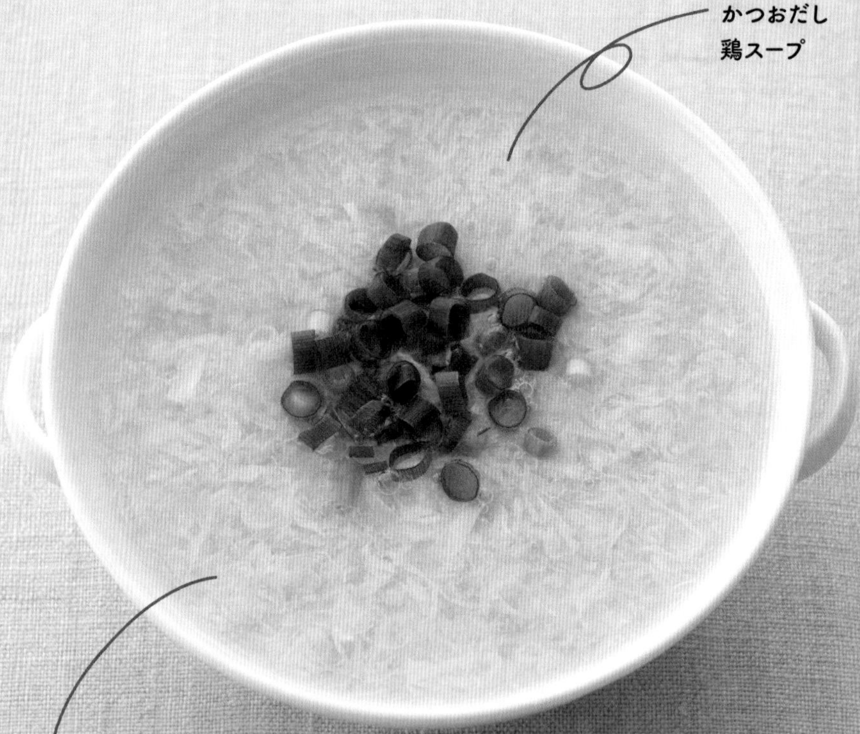

1日の塩分量の中から
塩0.1g（塩分0.1g）を
加えると引き締まる。
粗びき黒こしょうをふってもいい。

1人分	エネルギー	たんぱく質	カリウム	リン	脂質	炭水化物
	86kcal	6.9g	131mg	123mg	5.1g	2.8g

ちょい足しゼロ塩スープ

かきたまスープ

材料 1人分

だし …… 200㎖

卵 …… 1個(50g)

かたくり粉 …… 小さじ1

　水 …… 小さじ2

小ねぎ …… 1/2本(2g)

卵

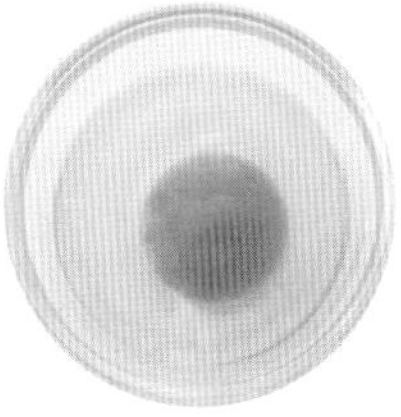

かたくり粉

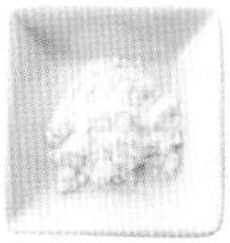

小ねぎ

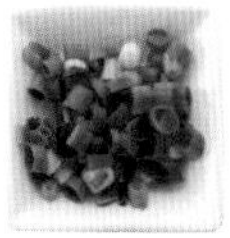

作り方

1 小ねぎは小口切りにする。卵は割りほぐしておく。

2 鍋にだしを煮立て、かたくり粉を分量の水でといて回し入れ、とろみがついたらとき卵を回し入れ、かきたまスープに。

3 器に盛り、小ねぎを散らす。
(粗びきこしょう少々、塩0.1gを加えても)

メモ

●卵のこと

卵のたんぱく質量は１個で6.1g。たんぱく質制限があっても良質なたんぱく源として活用できる。健康な人なら１人１日に２個程度まで食べても問題はない。

●とろみを活用

だしやスープより少し濃いめのとろみをつけて卵を流し入れ、あんかけに活用するのもいい。たんぱく質制限がなければ、ごはんや豆腐にかけてもOK。適度なとろみは嚥下《えんげ》の助けにもなるので大いに活用を。

塩分
0.2g

香辛料でアクセントをつけるのは
減塩調理のいちばんのテクニック。
カレー粉は手軽にパンチのある香りを楽しめる。
スパイス類はどれも塩分は含まないので、
好みのものをプラスしてもいい。

おすすめは
煮干しだし
鶏スープ

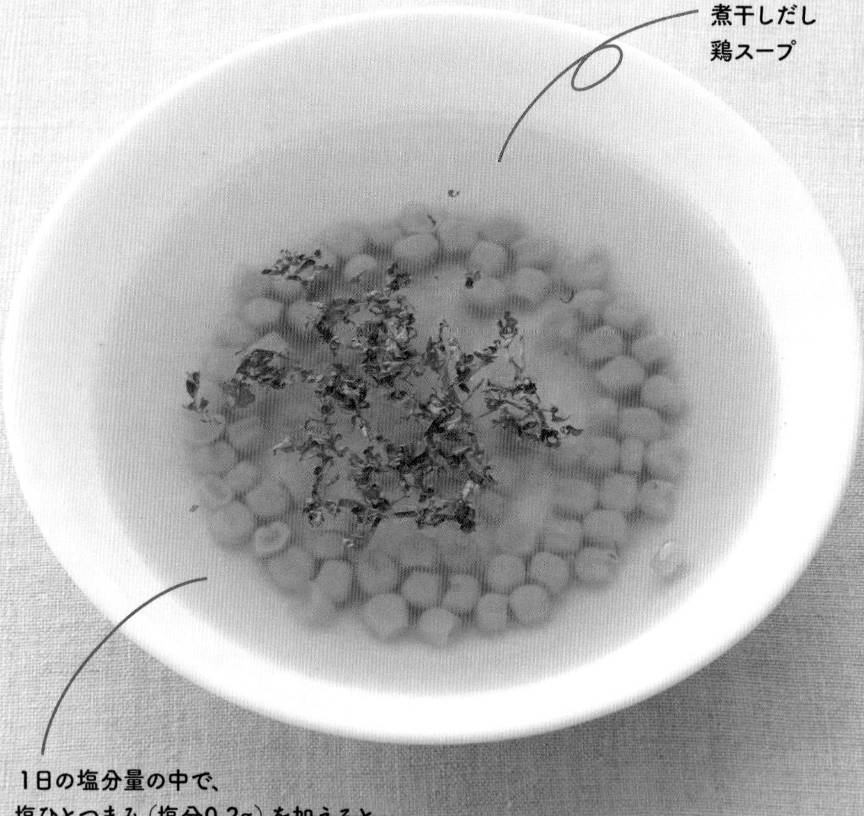

1日の塩分量の中で、
塩ひとつまみ（塩分0.2g）を加えると
アクセントに。しょうゆ小さじ1/3
（塩分0.3g）で香りづけしてもいい。

1人分		たんぱく質	カリウム	リン	脂質	炭水化物
	16kcal	0.7g	98mg	27mg	0.5g	2.7g

ちょい足しゼロ塩スープ

ホールコーンのカレースープ

材料 1人分

だし …… 200mℓ
カレー粉 …… 小さじ1/2
ホールコーン（冷凍） …… 大さじ1
　→さっとゆでて水気をきり、
　　解凍して使う。
ドライパセリ …… 適量

ホールコーン

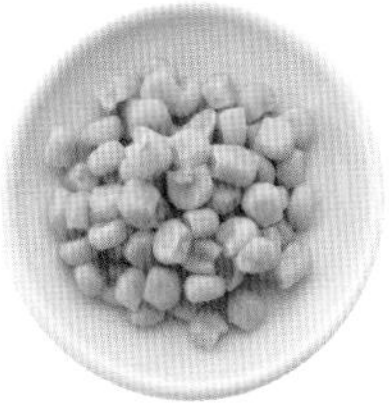

カレー粉

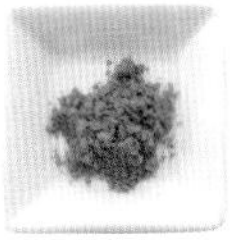

ドライパセリ

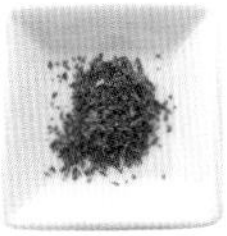

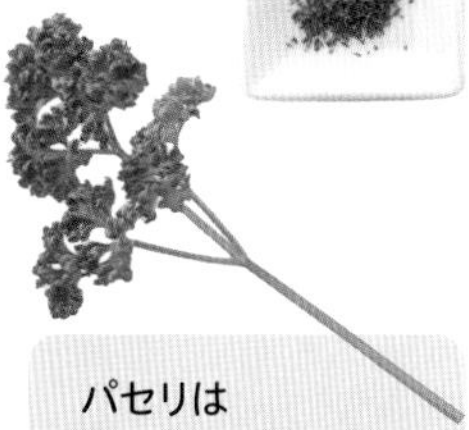

パセリは生を刻んで使うと香りがいい。

作り方

1 鍋にだしを入れて温め、カレー粉を加えてよく混ぜる。

2 コーンを加えて温め、器に盛ってパセリを散らす。

オイルとの相性がいいので、たんぱく質制限のある人は、オリーブ油や食塩不使用のバターなどでエネルギーアップするといい。

メモ

●冷凍コーンと缶詰めのコーン

どちらも旬のとうもろこしの粒を加工したものだが、冷凍コーンは無添加で急速冷凍しているのに対し、缶詰めは塩を加えて水煮にしているものが多い。このため、含まれる塩分は冷凍コーンは０なのに対し、缶詰めは正味重量100ｇあたり0.5ｇ。減塩を意識するなら冷凍を選びたい。グリーンピースも同様。

塩分 0.4g

薄味だからこそあおさの磯の香りが
ふんわりと香るお吸い物に。
海藻の乾物は使う量が少ないので
ミネラルの量を気にせずに楽しめる。
余分な脂質を排出する食物繊維も豊富。

おすすめは
かつおだし
煮干しだし

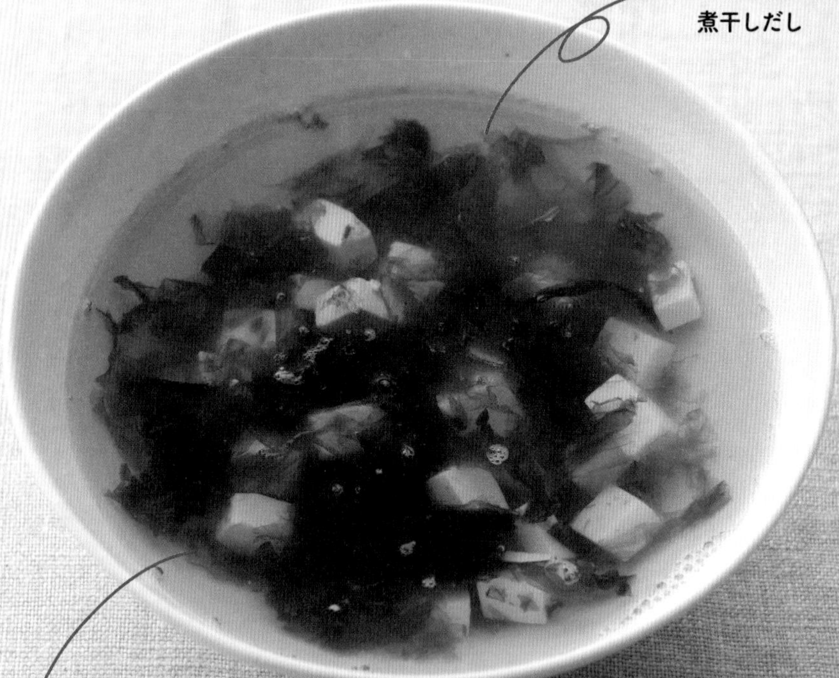

1日の塩分量の中で、
塩ひとつまみ（塩分0.2g）を加えると
アクセントに。

1人分	18kcal	たんぱく質 2.1g	カリウム 122mg	リン 52mg	脂質 0.7g
					炭水化物 0.9g

ちょい足しゼロ塩スープ

あおさのすまし汁

材料 1人分

だし …… 200㎖

あおさ（乾燥）…… 1g

絹ごし豆腐 …… 20g

しょうゆ …… 1滴

絹ごし豆腐

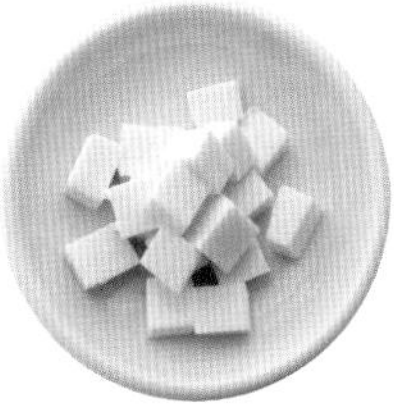

あおさ

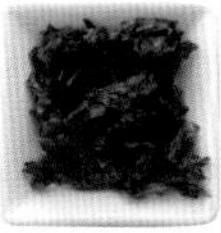

作り方

1 豆腐は5㎜角程度のさいの目に切る。

2 鍋にだしを入れて煮立て、豆腐を加えて温め、しょうゆをたらしてあおさを散らす。

しょうゆ

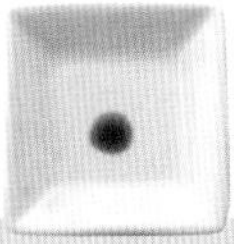

しょうゆは1滴でもふわりと香り、おいしさ倍増。写真の量なら塩分は0.1g以下。

メモ

●豆腐の量はステージに合わせて！

絹ごし豆腐100gのたんぱく質は5.3g

木綿豆腐100gならたんぱく質7.0g

ステージG4、G5でたんぱく質制限がある人は量を考える必要があるけれど、ステージG2までなら良質な植物性たんぱく源として、しっかりとりたい食材。このスープの豆腐を約1/6丁（50g程度）にしてボリュームをだしてもいい。

塩分 0.2g

塩分ゼロでもメリハリのつく酢は
減塩の強い味方。
1日に大さじ1程度の酢をとると
血圧や血糖値が下がり、
内臓脂肪が減るという報告もある。

おすすめは
鶏スープ
煮干しだし

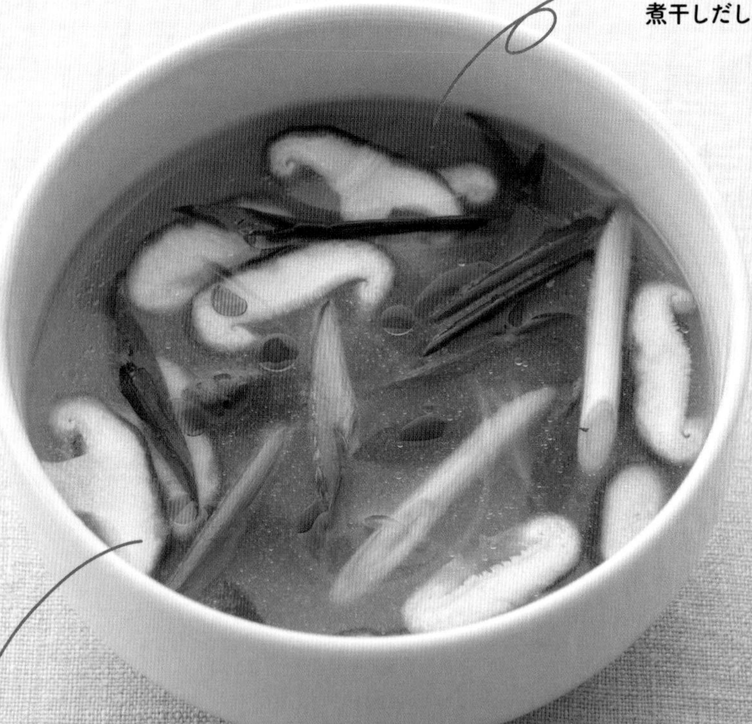

はるさめの量を
増やすと、
小腹がすいたときにいい。

1人分	エネルギー	たんぱく質	カリウム	リン	脂質 / 炭水化物
	49kcal	2.2g	157mg	40mg	脂質 2.2g 炭水化物 5.8g

ちょい足しゼロ塩スープ

はるさめとねぎの酸辣湯《サンラータン》風

材料 1人分

スープ …… 200㎖
はるさめ …… 5g
小ねぎ …… 1本(5g)
しいたけ …… 1枚
酢 …… 小さじ1
ラー油 …… 適量

はるさめ

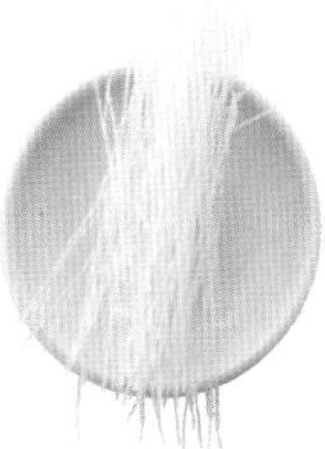

小ねぎ

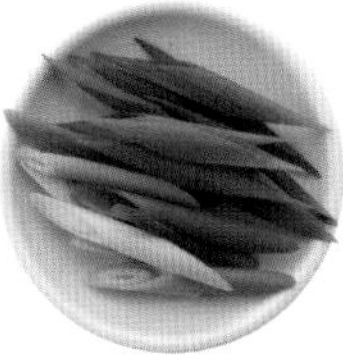

しいたけ

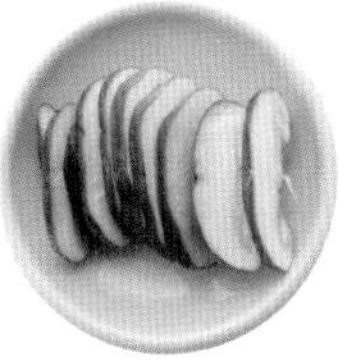

酢

まろやかだけれど複雑なうまみのある米酢がおすすめ。塩分ゼロでも濃い味に感じられる。

ラー油

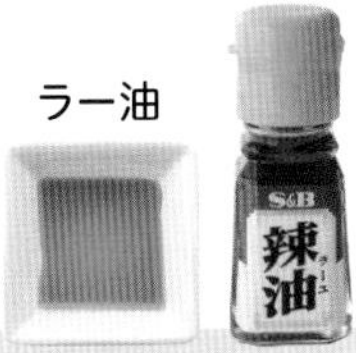

ラー油の辛みが味覚を刺激し、味わいを深める。七味とうがらしも合う。

作り方

1 はるさめはゆでて3㎝長さに切る。小ねぎは2㎝長さに切り、しいたけは薄切りにしてさっとゆで、ざるに上げて水気をきる。
2 鍋にスープを入れて強火で煮立て、はるさめとしいたけを加えて1分ほど煮る。
3 小ねぎを散らして酢を加え、ひと煮して器に盛り、ラー油をたらす。

メモ

●はるさめのメリット

塩分が多く、たんぱく質も含むうどんやそうめん、中華めんに比べ、緑豆やじゃがいもが原料のはるさめはほぼ無塩でたんぱく質も微量。たんぱく質の制限でめん類が食べられない人には救世主といえる。はるさめの量をたっぷりにして、めんのように仕上げてもいい。

塩分
0.2g

食物繊維が豊富でタウリンも含み、
しかも塩分ゼロののりは万人の健康食。
独特の香りがごま油と好相性で、
スープを注いだ途端にふわりと韓国風味に。
代謝を上げるねぎの香りも助けになる。

おすすめは
鶏スープ
かつおだし

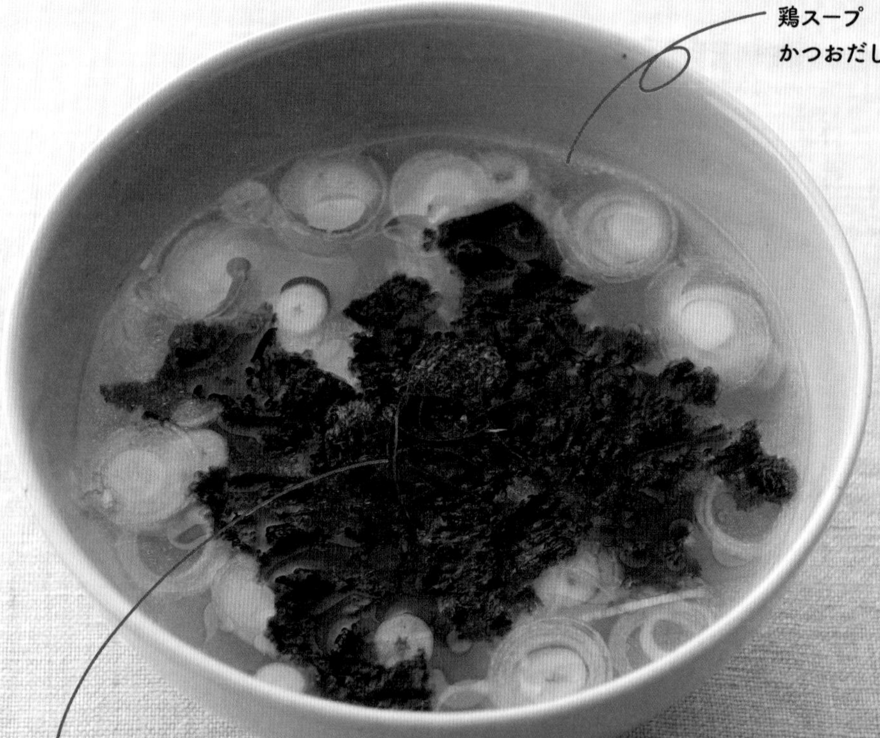

少量なのに韓国風の味を
感じさせる糸とうがらし。
一味とうがらしでもいい。

1人分	29kcal	たんぱく質	カリウム	リン	脂質 1.8g
		2.3g	159mg	39mg	炭水化物 1.1g

ちょい足しゼロ塩スープ

のりとごま油の韓国風スープ

材料 1人分

スープ …… 200㎖
焼きのり(全形) …… 1/3枚
長ねぎ …… 5㎝(10g)
ごま油 …… 小さじ1/4
糸とうがらし …… 1つまみ

作り方

1 長ねぎは小口切りにして10分ほど水にさらし、水気をきる。のりはちぎる。

2 1を器に入れ、熱々に温めたスープを注ぎ入れて混ぜ、ごま油をたらし、好みで糸とうがらしを散らす。

焼きのり

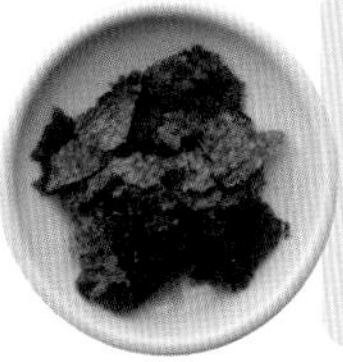

のりは香りが大切なので、良質なのりを使い、ちぎる前にさっと火であぶるとさらにおいしい。

長ねぎ

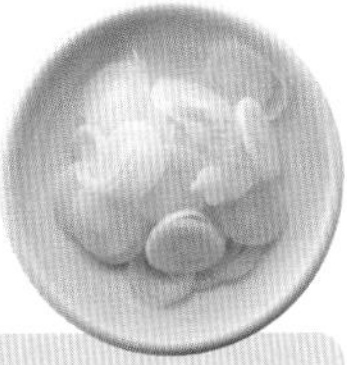

ねぎの香り成分はアリシンといい、ビタミンB_1の吸収をよくしたり、糖の代謝アップに役立つ。

糸とうがらし

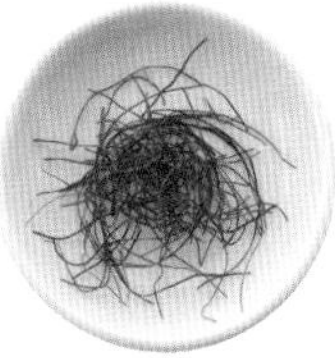

ごま油

しょうゆ

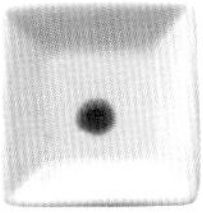

メモ

●ごま油のいいところ

油脂類ではオメガ3系のアマニ油やえごま油、MCTオイルと呼ばれる中鎖脂肪酸には健康効果が期待できるけれど、減塩を補うためにはごま油やオリーブ油の香りがとても有効。汁物にたらす油の量はごくわずかなのに、ごま油の力強い香りは深みを添えるので、減塩を継続する秘訣。

塩分 0.2g

さわやかで塩気なしでもおいしいスープ。
レモンには**ビタミンC**や**クエン酸**がたっぷり。
しょうがは香りを楽しむだけでなく、体を温め、
エネルギー代謝をよくする食材だから、
スープの温活効果を倍増させる。

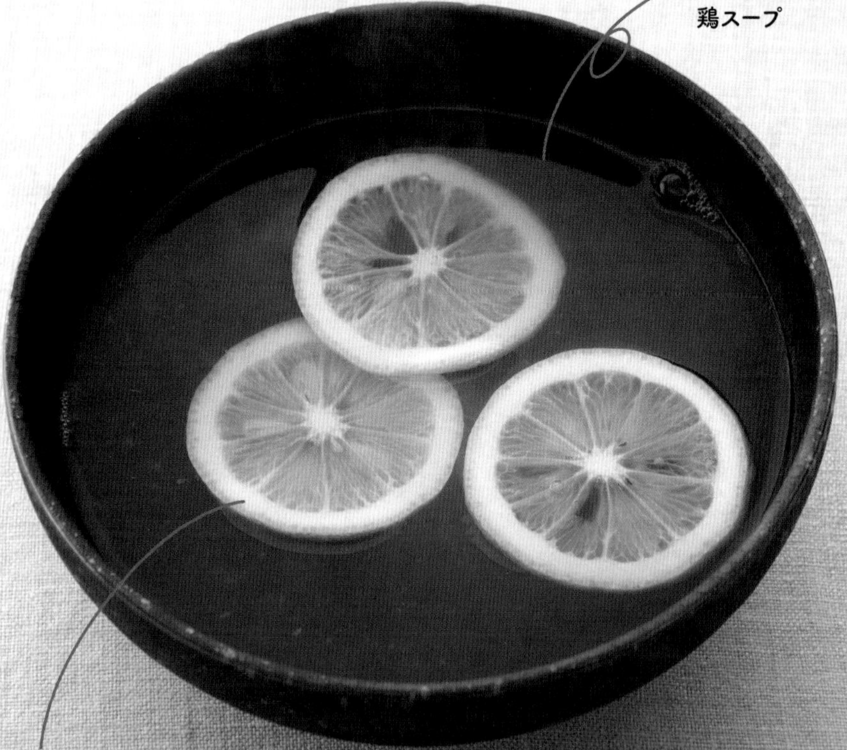

1人分		たんぱく質	カリウム	リン		
	7kcal	0.3g	74mg	16mg	脂質	0.3g
					炭水化物	1.3g

ちょい足しゼロ塩スープ

おろししょうがとレモンのスープ

材料 1人分

スープ …… 200㎖

しょうがのすりおろし
…… 小さじ1(5g)

レモン(輪切り) …… 3枚(15g)

レモン

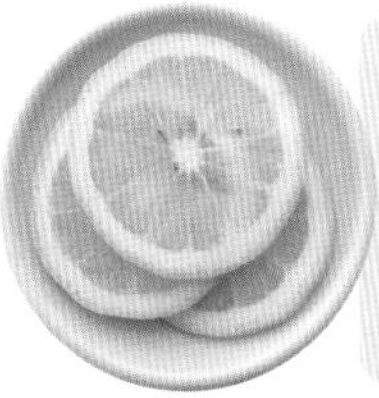

レモンは皮ごと使うなら国産がおすすめ。輸入ものは皮をむくか、たわしなどでしっかり洗うといい。

作り方

器にしょうがとレモンを入れ、熱々に温めたスープを注ぎ入れる。

※1日の塩分量の中から、塩0.1gを加えると味が引き締まる。

レモン汁にはビタミンC、クエン酸が多く含まれ、皮にはリモネン、ポリフェノールなどが豊富。レモンのかわりに市販の果汁を使うと手軽。

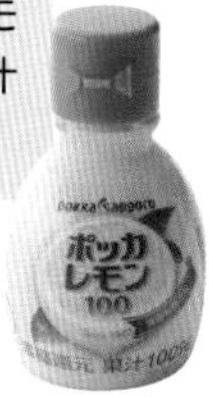

おろししょうが

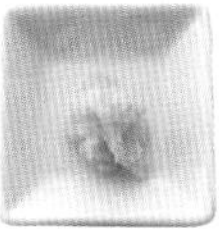

メモ

●しょうがの話

生のしょうがの成分はジンゲロール。血行をよくし、代謝を上げて発汗を促す働きがある。
毎回すりおろすのがめんどうなら、まとめてすりおろして小分け冷凍しておくといい。薄くスライスして干しておき、そのままスープに入れても香りが楽しめる。めんどうな人はチューブ入りでもＯＫだけれど、市販品には塩分や添加物が含まれるので成分の確認を。

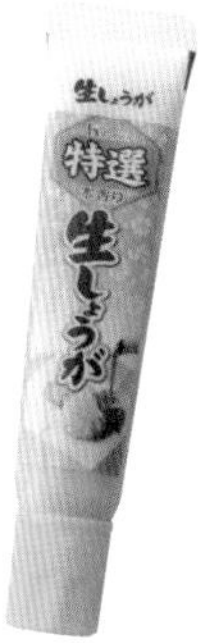

塩分
0.2g

にんにくでパンチをきかせ、
バジルの香りとバターのコクで、
物足りなさを感じない仕上がりに。
にんにくはビタミンBの吸収を促すので、
疲労回復にも役立つヘルシーなスープに。

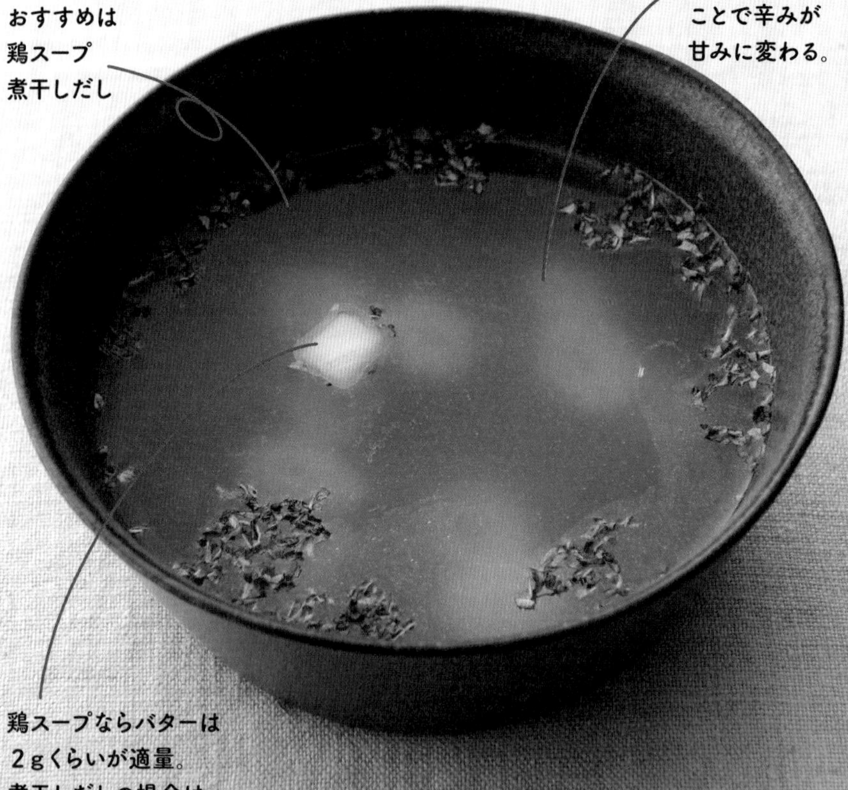

おすすめは
鶏スープ
煮干しだし

にんにくは
しっかり加熱する
ことで辛みが
甘みに変わる。

鶏スープならバターは
2gくらいが適量。
煮干しだしの場合は、
油分が少ないので、
バターの量を増やしてもいい。

1人分	31kcal	たんぱく質 1.0g	カリウム 117mg	リン 32mg	脂質 2.0g / 炭水化物 3.0g

ちょい足しゼロ塩スープ

ガーリックハーブスープ

材料 1人分

スープ …… 200㎖
にんにく …… 1かけ（10g）
バジル（ドライ） …… 適量
バター（食塩不使用） …… 2g

にんにく

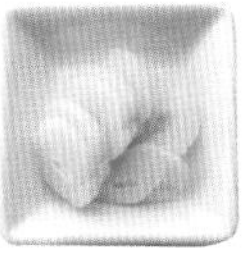

バター（食塩不使用）

バターの独特の香りは減塩効果抜群。

バジル（ドライ）

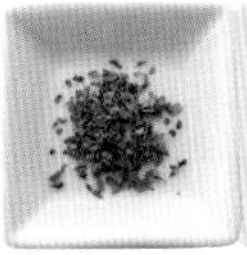

保存がきくので常備すると便利。ドライのオレガノやパセリでもいい。

作り方

1 にんにくは薄切りにする。
2 鍋にスープと1を入れて強めの中火にかけ、煮立ったら火を弱めて3〜4分煮る。
3 器に盛ってバジルをふり、バターを落とす。

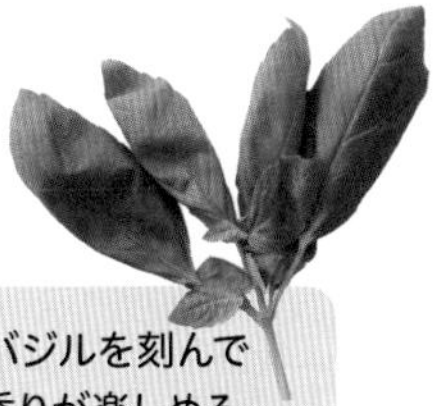

フレッシュのバジルを刻んで入れるとより香りが楽しめる

メモ

●減塩に役立つにんにく

独特の香りが満足感につながる。すりおろしたにんにくを使ってもいい。にんにくのスライスをさっと揚げたフライドガーリックは、いろいろなスープのトッピングに役立つ。便利な市販品もある。

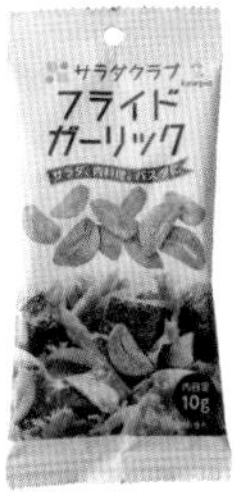

●フライドガーリックの作り方

にんにく2かけ（20g）は2〜3㎜厚さにスライスし、10分ほど水にさらして水気をきり、キッチンペーパーでしっかり水気をふきとる。小さめのフライパンにオリーブ油（1/4カップ程度）を熱し、弱めの中火で、にんにくがこんがりと色づくまで揚げ焼きにする。キッチンペーパーなどにとり、しっかり油をきる。市販品を活用しても。

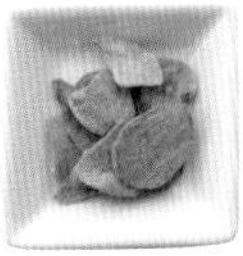

塩分 0.5g

トマトのうまみ成分はだしにひけをとらず、
減塩でもおいしく仕上がる食材。
生のトマトとケチャップを組み合わせると、
カリウム制限がある人でもOKな一品に。
モッツァレラチーズはゼロ塩！

おすすめは
かつおだし

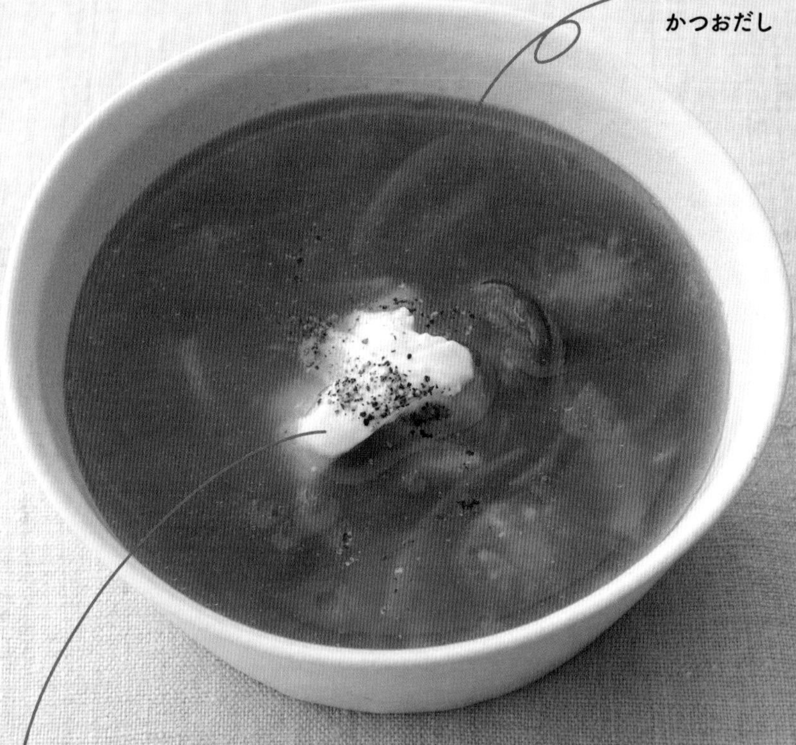

塩分多めなチーズの仲間なのに
無塩なのがうれしいモッツァレラ。
乳製品のコクが食べごたえに。
許容範囲で量を増やしてもいい。

1人分		たんぱく質	カリウム	リン	脂質	炭水化物
	102kcal	3.6g	256mg	89mg	6.1g	9.2g

基本のスープをボリュームアップ！

トマトの赤いスープ

材料 1人分

だし …… 200㎖
玉ねぎ …… 1/4個(50g)
オリーブ油 …… 小さじ1
トマトケチャップ …… 8g
ミニトマト …… 2～3個(30g)
モッツァレラチーズ …… 10g
粗びき黒こしょう …… 適量

玉ねぎ

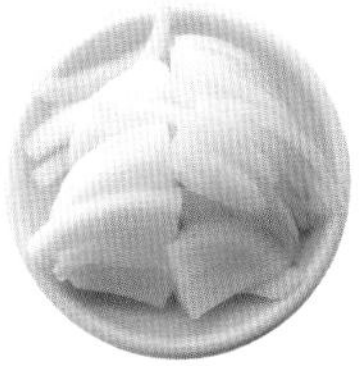

オリーブ油

トマトケチャップ

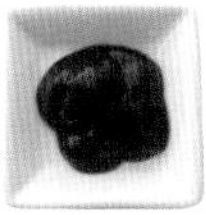

黒こしょう

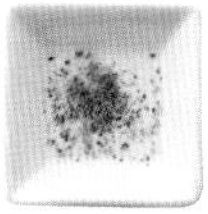

ミニトマト

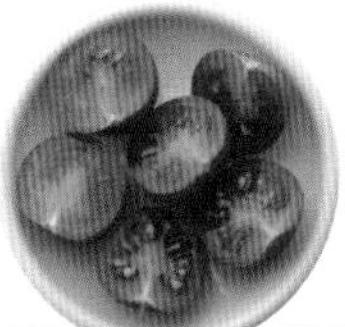

カリウムの制限がある人はミニトマトを半分に切って水に10分ほどさらすといい。

モッツァレラチーズ

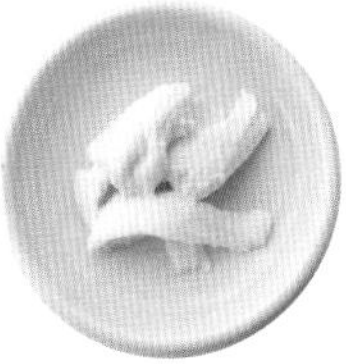

作り方

1 玉ねぎは横半分に切って薄切りにし、オリーブ油とともに鍋に入れて弱めの中火で軽く炒める。ふたをしてそのまま1～2分蒸し焼きにし、ふたをあけ、ケチャップを加えてさらに炒める。

2 だしを注ぎ入れて強火にし、煮立ったら火を弱めて2～3分煮込む。ミニトマトを半分に切って加え、煮くずれてきたら火を止める。

3 器に盛り、モッツァレラチーズを粗くちぎってのせ、こしょうをふる。

メモ

トマトはリコピンなどの健康成分が豊富な優秀野菜なのでたっぷり食べたいけれど、カリウムの量も多めなので制限がある人は量を調整する。トマトケチャップは減塩タイプを使うのもいい。減塩でもカリウムが多いタイプなど、製品によって成分量が違うので、表示を見て確認を。

塩分 0.5g

じゃがいもと牛乳のポタージュ風スープ。
いもを一度ゆでこぼすこと、
うまみたっぷりのスープでのばすことで
G3b以降の人でも食べられる。
なめらかに仕上げても、ゴロゴロでもおいしい。

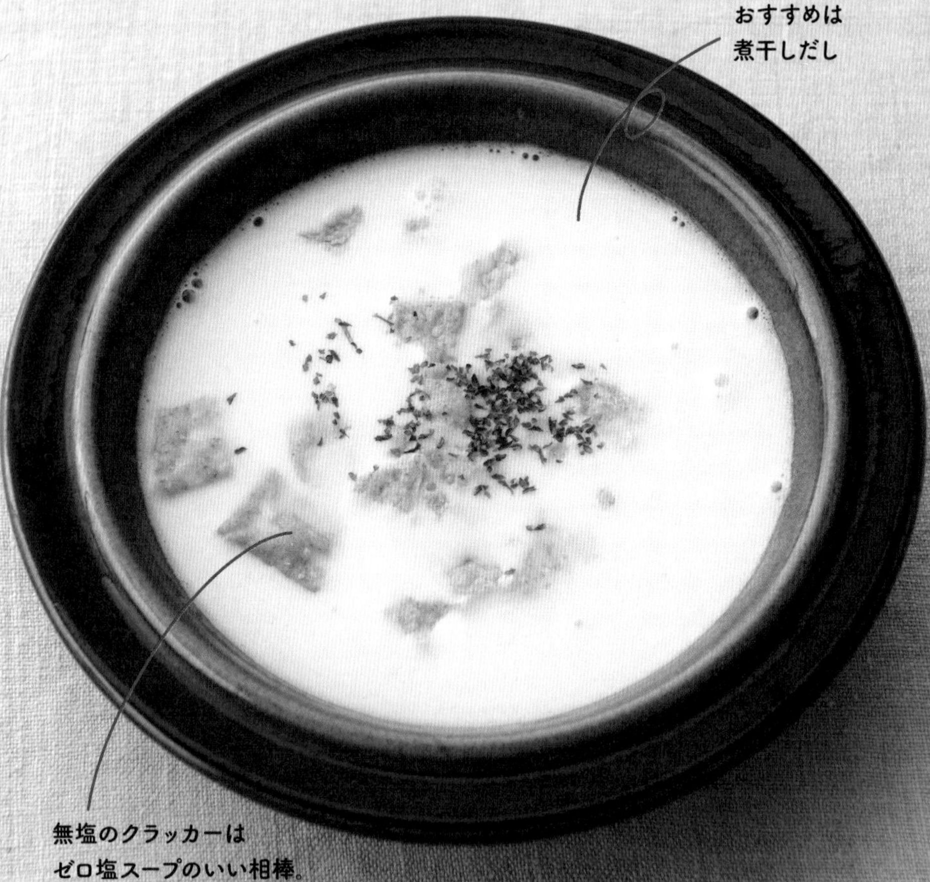

1人分	148kcal	たんぱく質 5.7g	カリウム 476mg	リン 135mg	脂質	4.3g
					炭水化物	22.6g

基本のスープをボリュームアップ！

ポテトとミルクの白いスープ

材料 1人分

だし …… 100㎖
じゃがいも …… 1/2個(80g)
牛乳 …… 100㎖
白みそ …… 小さじ2/3
無塩クラッカー …… 1枚
ドライパセリ …… 少々

作り方

1 じゃがいもはひと口大に切り、鍋に入れ、ひたひたの水(分量外)を加え、ふたをしてゆで、竹串がスッと通る程度になったら湯を捨てる。

2 鍋にだしと1のじゃがいもを入れて火にかけ、煮立ったら火を弱めてへらや玉じゃくしでつぶしながら火を通す。

3 牛乳を加えて混ぜ、温まったら白みそを加えてとかす。

4 器に盛り、クラッカーを砕いて散らし、パセリを散らす。

じゃがいも

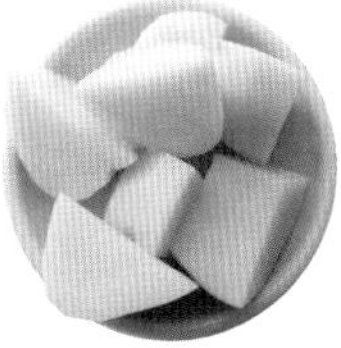

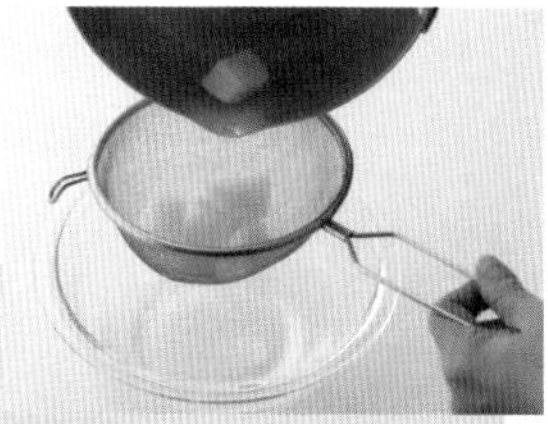

じゃがいもはゆでこぼす
カリウム制限がある人は、いもや野菜はゆでこぼす習慣を。じゃがいもをそのまま煮込んだ場合に比べて、一度ゆでこぼすと1個あたり100㎎のカリウムを減らせる。

ドライパセリ

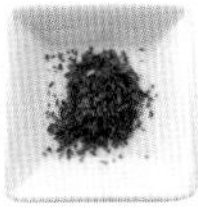

無塩クラッカー

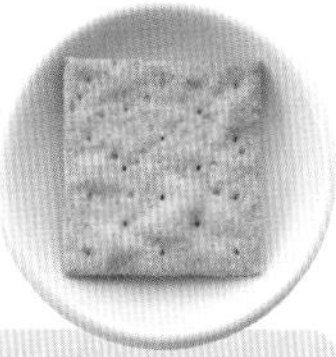

トッピングは無塩のクラッカー。手作りクルトン、フライドオニオン、フライドガーリックなどもいい。

牛乳

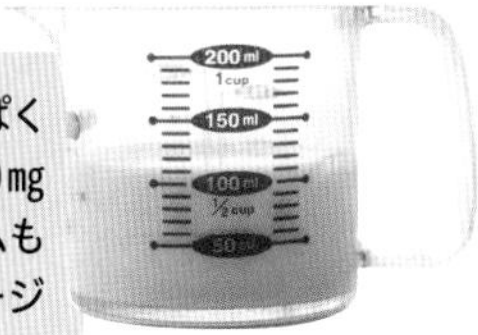

牛乳100㎖あたりのたんぱく質は3.4g、カリウムは150㎎あるが、骨を守るカルシウムも110㎎含まれるので、ステージに合わせて活用したい。

白みそ

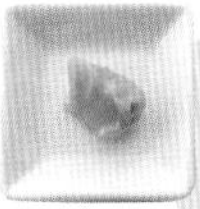

発酵食品独特の香りとうまみが奥深い味に。

塩分 0.3g

かぼちゃをゆでてそのゆで湯を捨てることで
水溶性のカリウムが減らせる。
ゴロゴロかぼちゃのほっこり食感と
甘みが魅力の食べごたえスープ。
チーズのうまみとくるみの香ばしさで豊かな味に。

おすすめは
鶏スープ

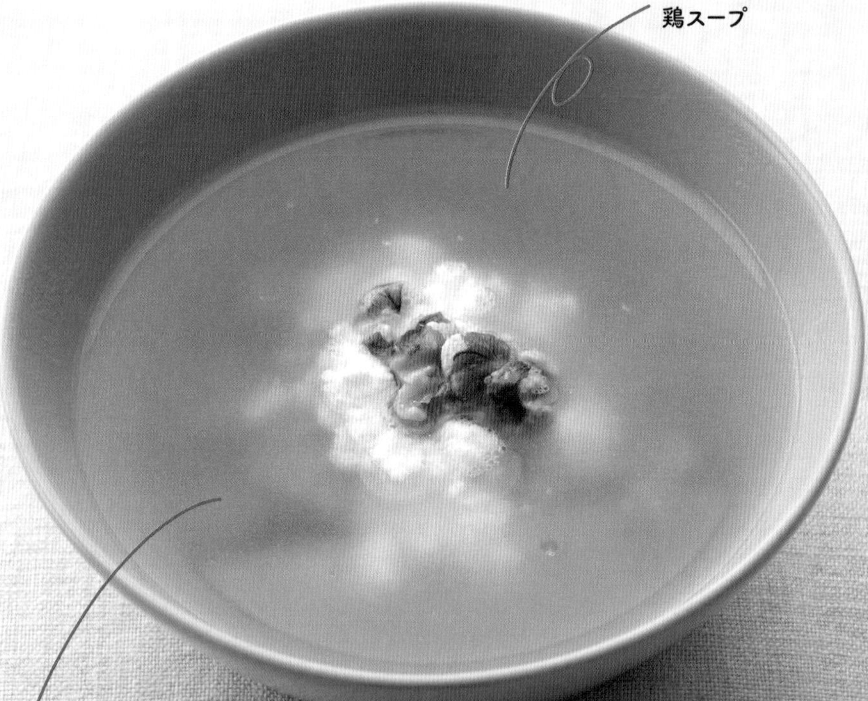

かぼちゃのくずし方は好みでいい。
ゆでこぼすのでポタージュのような
ぽってりとした仕上げでも大丈夫。

1人分	122kcal	たんぱく質	カリウム	リン	脂質 4.8g
		4.9g	439mg	83mg	炭水化物 17.9g

基本のスープをボリュームアップ！

ゴロゴロかぼちゃの黄色いスープ

材料 1人分

スープ …… 100mℓ
かぼちゃ …… 80g
水 …… 100mℓ
カッテージチーズ …… 15g
くるみ（無塩・ロースト） …… 5g

かぼちゃ

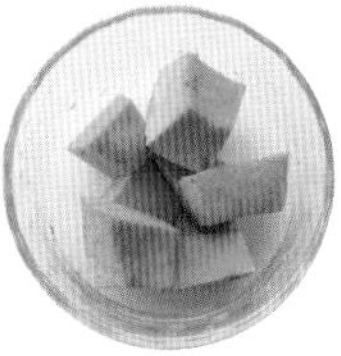

カッテージチーズ

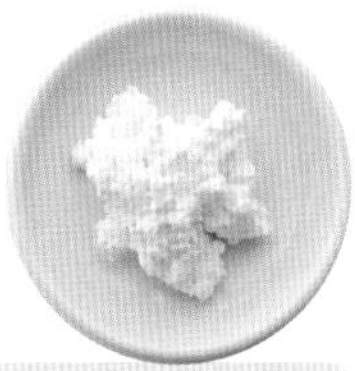

カッテージチーズは大さじ1（15g）でカリウム8mg、たんぱく質2gと、いずれも少なめなので、食べごたえアップに活用したい食材。

作り方

1 かぼちゃは種をとり、皮をそぎ落としてひと口大に切り、鍋に入れてひたひたの水を注ぎ、煮たったら一度湯を捨てる。
2 同じ鍋にスープと1のかぼちゃを入れて火にかけ、煮立ったら火を弱めてかぼちゃがやわらかくなるまで煮る。途中木べらなどでかぼちゃを粗くくずしながら火を通す。
3 器に盛り、カッテージチーズをのせ、くるみを散らす。

くるみ

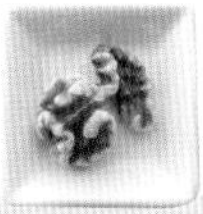

くるみ5gあたりのカリウムは27mgで、塩分はゼロ。味つけしたナッツには塩分が多いので注意を！

メモ

●緑黄色野菜

緑黄色野菜のビタミンA・C・Eとカリウムのバランスを考える。カロテンやビタミンが豊富で積極的に食べたい野菜だけれど、カリウムも多めなので、制限のある人は量をよく考えて使うこと。調理法はp44を参照するといい。

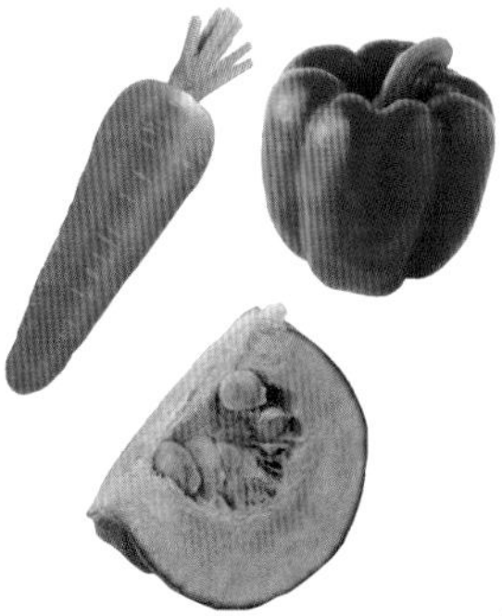

ゼロ塩スープに変化をつける浮き実

口当たりに変化をつけたり、香りや彩りを添えてくれるトッピングはゼロ塩スープの心強い味方です。市販の無塩クラッカーのほか、にんにくの薄切りをカリカリに揚げる手作りフライドガーリックなどもおすすめ（作り方はp83参照）。少量の食パンを5㎜角ほどに切ってオーブントースターできつね色に焼いた手製のクルトンでも。

ゼロ塩だけど、彩り、香り、風味に変化をつけてくれるおすすめ浮き実でスープ習慣を長続きさせましょう。

クルトン

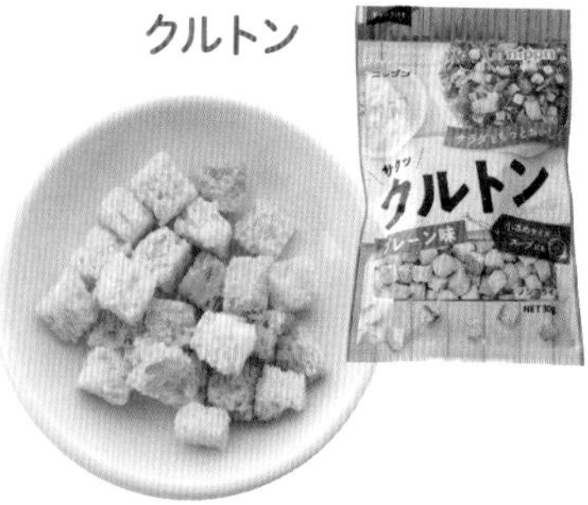

カリカリ食感と香ばしさがスープにぴったり。手作りも簡単。

パセリ

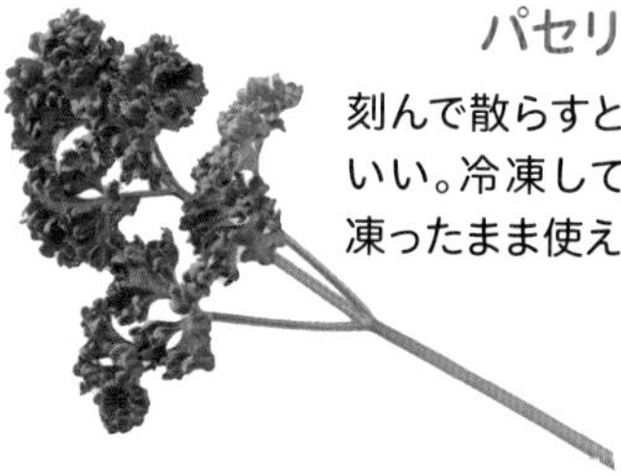

刻んで散らすと香りがいい。冷凍しておくと凍ったまま使える。

バター（食塩不使用）

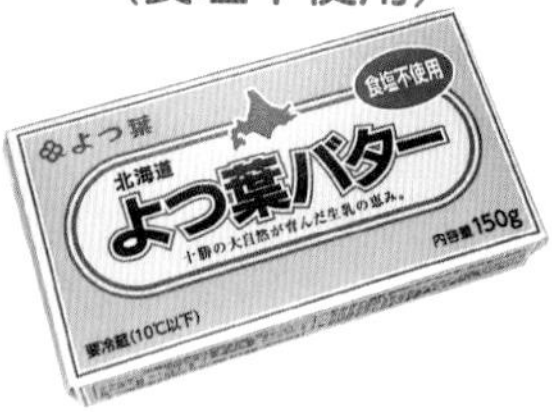

バターのコクを楽しむなら、塩分を含まないものを選ぶといい。

スパイス

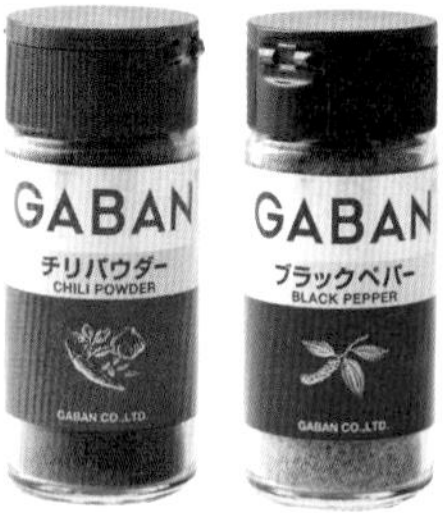

こしょうの香りやチリペッパーの辛味などスパイスは好みで。

ドライハーブ

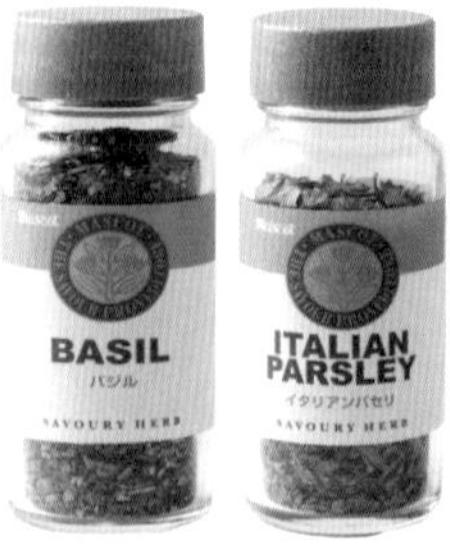

香りと彩りが楽しめる。保存がきくので常備しておくと便利。

くるみ

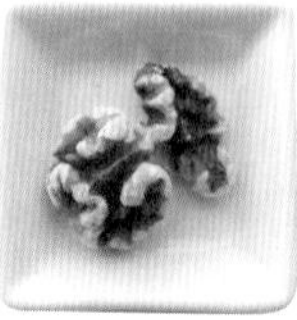

香ばしさと独特の脂肪分が満足感に。アーモンドや松の実もいい。

PART 5

腎機能が気になる人も

家族といっしょに
おいしい食事を

減塩やたんぱく質制限を続けようとすると、
家族と別の食事になり、作る人も食べる人もつらい……。
そんな問題を解決する提案をします。
ほとんどいっしょに作って仕上げで塩分を調整したり、
たんぱく質調整主食を使っておかずはほぼ同じに
作ることができる主菜と副菜の一例です。

慢性腎臓病の人も家族と楽しく食べる

腎臓病の食事でいちばん大変なのが、家族の食事との両立です。
減塩・低たんぱく質の腎臓病レシピはいろいろ紹介されているけれど、
一から忠実に作ると、調理する人の負担は計り知れません。
食べる人も、自分の分だけ別の料理だったり、量が少なかったりすると、
せっかくの食事の時間が楽しめないということにも。

そんな不自由を解消する食生活を提案します。
減塩については、家族も健康のために薄味に慣れましょう。
たんぱく質調整ごはんなどを主食にすると、
ふつうのごはんより、肉や魚を減らさずにすみます。

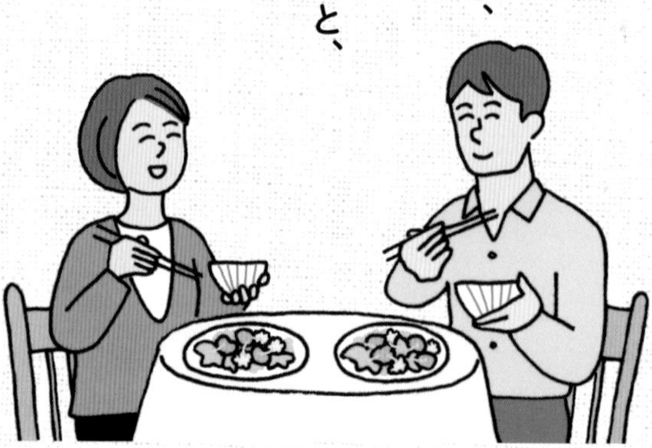

その上で、調理の手間も最小限ですむ「家族と一緒の腎臓病ごはん」を提案します。
メイン食材は同じもの。塩分は、腎臓病患者は厳密に、家族の分は下味や仕上げにプラスして調整するレシピ例を掲載しました。買い物も調理も格段にラクになるはず。

ここでは、ほとんど作り方が同じ主菜と、腎臓病の人も家族も食べられる、減塩で低たんぱく、カリウム控えめ、さらに糖質も少なくて食物繊維たっぷりのヘルシーな副菜も紹介しています。

たんぱく質調整主食を活用

たんぱく質調整主食はp114参照。パン、めんなども同様にたんぱく質を調整できる。

調理のほとんどは同じ工程

下味または仕上げで調整。小さめのフライパンや鍋を用意して、並行して調理すれば同時に完成。

主材料を変えてアレンジ

肉や魚の種類を変えるとアレンジしやすいレシピ。豚肉を牛肉に、鮭をぶりにというようにたんぱく質量が近い素材でおき替えるといい。

野菜は種類を選んでしっかり

ビタミンやポリフェノールの供給源として、野菜はどのステージでもしっかり食べたい。カリウムの量(p43参照)に気をつけてしっかり食べる。

塩分
0.1g
たんぱく質
11.1g

鶏肉は皮目から焼いてパリパリに。
薄味でも香ばしさでおいしく感じられます。
ゆずの酸味と香りを生かしたければ、
家族と分けて作り、塩分の調整を行います。
カリウム少なめ野菜をゆでこぼして添えました。

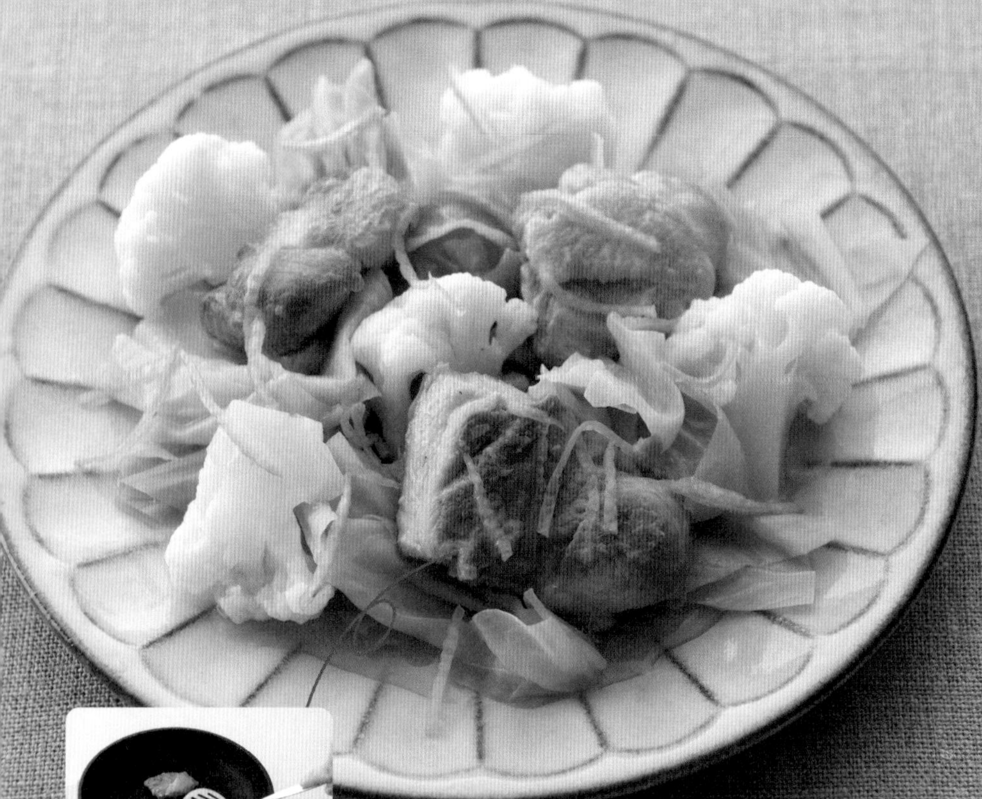

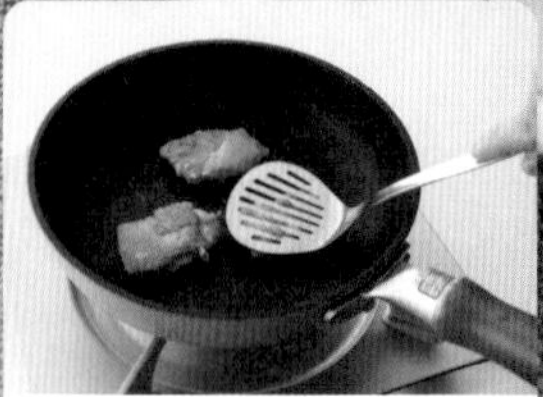

こんがりと焼いた香ばしさと脂のコクがおいしさにつながる。途中フライ返しなどでギュッと押さえつけると皮がパリパリに焼ける。

1人分	185kcal	カリウム 292mg	リン 124mg	脂質 12.7g
				炭水化物 7.2g

主菜 鶏肉のパリパリ焼き

腎機能が気になる人

材料 1人分

鶏もも肉 …… 1/3枚(60g)
キャベツ …… 1枚(60g)
カリフラワー …… 1房(20g)
ごま油 …… 小さじ1

●治療食のたれ

ゆずのしぼり汁 …… 小さじ2
酢・みりん …… 各小さじ1
かつおだし …… 大さじ1
ゆずの皮(せん切り) …… 適量

塩を使わない手作りのゆずだれで。ゆずの香りでしっかりとした味わい。

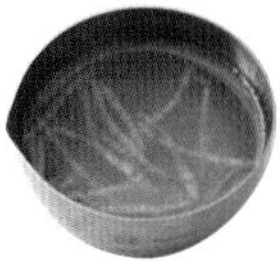

家族

材料 1人分

鶏もも肉 …… 2/3枚(100～120g)
キャベツ …… 2枚
カリフラワー …… 3房
ごま油 …… 小さじ1

●家族のたれ

ゆずのしぼり汁 …… 1/2個分弱
(治療食分をとり分けた残り)
酢、みりん …… 各大さじ1/2
かつおだし …… 大さじ1
しょうゆ …… 小さじ1
塩 …… 少々
ゆずの皮(せん切り) …… 適量

鶏もも肉

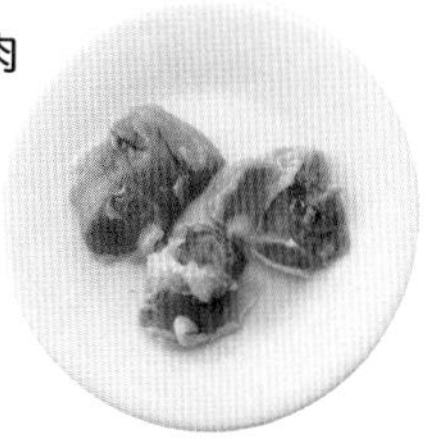

たんぱく質の制限がある人は60g程度に。家族は100～120g。

作り方

1 キャベツはひと口大に切り、カリフラワーは1房を半分に切る。
2 1をたっぷりの湯でゆでてざるに上げ、水気をきる。たれはそれぞれ別に混ぜておく。
3 フライパンにごま油を熱し、鶏肉を皮から弱火で焼く。
4 裏に返して余分な脂をキッチンペーパーでふき、ふたをして中火で10分ほど蒸し焼きにする。中心に火が通ったらふたをとり、もう一度裏に返して水分をとばす。
5 皿に盛り、肉が熱いうちに2のたれをそれぞれかけ、2の野菜と盛り合わせる。

生活習慣病対策には出てきた脂を除く。たんぱく質の制限があり、エネルギーの補填が必要な人は、肉の脂をからめてカロリーアップ。脂の処理でエネルギー調整ができる。

塩分	たんぱく質
0.1g	13.5g

無塩バターとアーモンドがポイント。
下味に使うカレー粉は減塩の救世主です。
塩味のかわりに酢を使い、仕上げにレモンひとしぼりで
こんがり香るバターに酸味が加わります。
家族と一緒の主菜を楽しめるごちそうです。

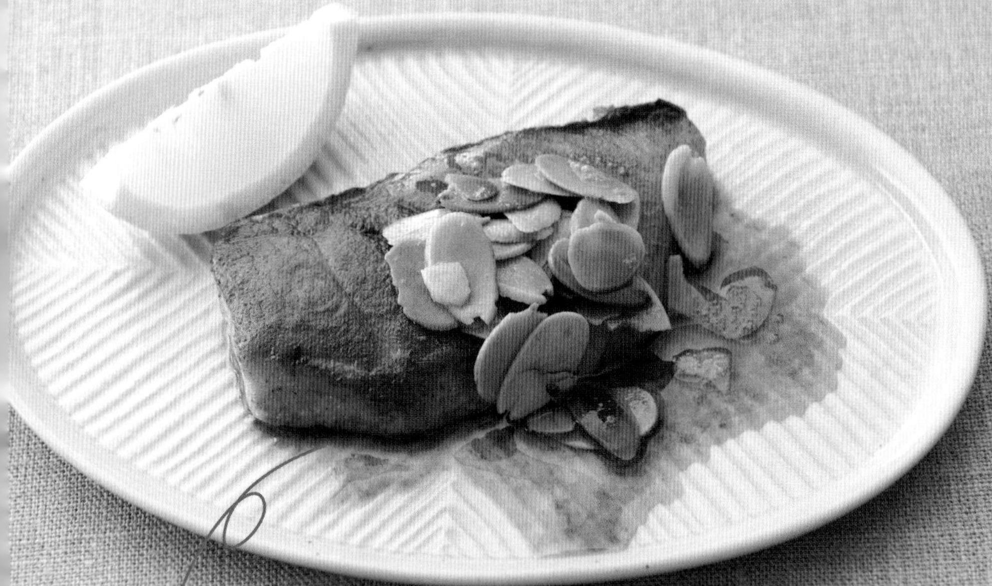

カリウム制限がなければ
レタスやベビーリーフなどの野菜を
添えるとバランスがいい。

1人分		カリウム	リン		
	270kcal	290mg	180mg	脂質 21.4g	炭水化物 7.6g

主菜

鮭のカレームニエル ナッツソース

腎機能が気になる人

材料 1人分

鮭(大西洋サーモン) …… 小1切れ(60g)
カレー粉 …… 小さじ1/2
かたくり粉 …… 小さじ1
オリーブ油 …… 小さじ1
〈ナッツソース〉
　バター(食塩不使用) …… 5g
　スライスアーモンド …… 6g
　みりん、酢 …… 各小さじ1
レモン …… 適量

かたくり粉

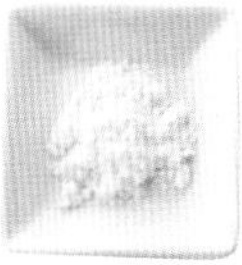

小麦粉ではなくかたくり粉を使うことで、たんぱく質を控えることができる。

家族

材料 1人分

鮭 …… 1切れ
　塩、こしょう …… 各少々
カレー粉 …… 小さじ1
小麦粉 …… 適量
オリーブ油 …… 小さじ1
〈ナッツソース〉
　バター(食塩不使用) …… 8g
　スライスアーモンド …… 15g
　しょうゆ …… 小さじ1/2
　みりん …… 小さじ1
レモン …… 適量

作り方

1 鮭はキッチンペーパーで水気をふきとり、カレー粉、かたくり粉（家族は塩、こしょう、カレー粉、小麦粉の順）を薄くまぶす。
2 フライパンにオリーブ油を熱し、鮭の皮を下にして入れ、焼き色がついたら上下を返し、ふたをして2分ほど蒸し焼きにする。ふたをとって火が通るまで焼き、器に盛る。
3 治療食と家族は別々のフライパンにバターをとかし、アーモンドを加えて炒める。薄く色づいたら、残りのソースの材料を加えて煮立て、それぞれの鮭にかけ、レモンを添える。

鮭

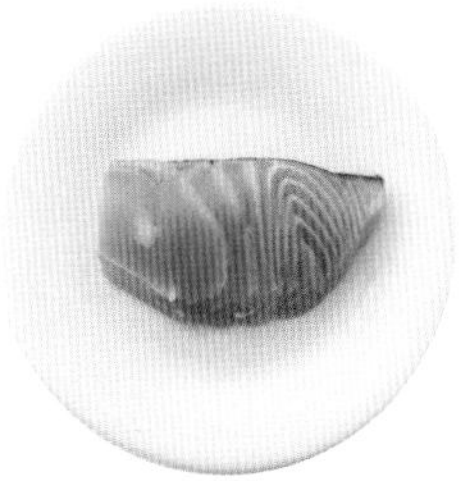

鮭は治療食と家族とで種類を変えるとエネルギー管理ができる。サーモンは脂質が多くてたんぱく質は少なめ。生鮭（白鮭や紅鮭など）は低カロリーで高たんぱく。

魚にはオメガ3系脂肪酸が豊富。脳や血管にいいEPA、DHAなどが含まれるが、カリウムの量も多いので適量を。

塩分
0.5g
たんぱく質
9.4g

質のいい植物性たんぱく質が適量とれる
和風のおかずには
たんぱく質を含まないかたくり粉のあんをかけ、
満足感と食べやすさを両立させます。
かつおだしのうまみで薄味が生きる。

野菜あんは最後の味つけだけを
別に仕上げればOKなので、
手間なしで家族と一緒
のおかずに！

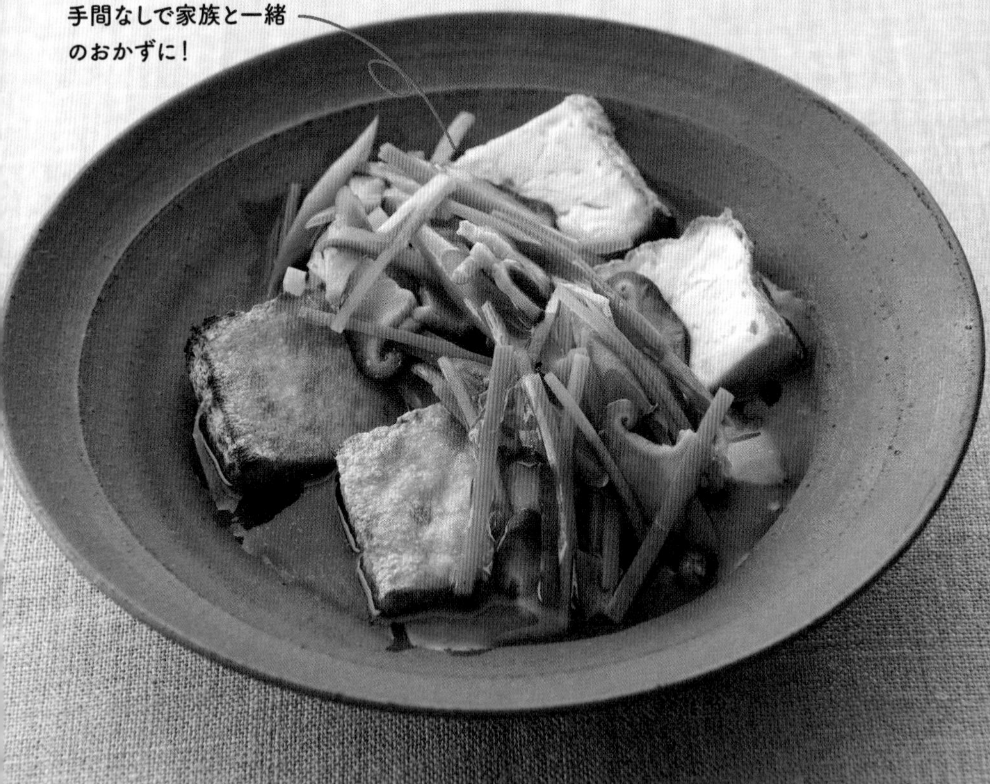

1人分	135kcal	カリウム 218mg	リン 146mg	脂質	9.1g
				炭水化物	5.6g

主菜
厚揚げのあんかけ

腎機能が気になる人

材料 1人分

厚揚げ …… 1/2枚(80g)
しいたけ …… 1枚
にんじん …… 15g
さやいんげん …… 1本(6g)
かつおだし …… 60㎖
〈A〉
砂糖、しょうゆ …… 各小さじ1/2
かたくり粉 …… 小さじ1/3
水 …… 小さじ1

家族

材料 1人分

厚揚げ …… 1/2枚
しいたけ …… 1枚
にんじん …… 15g
さやいんげん …… 1本
かつおだし …… 60㎖
〈B〉
砂糖 …… 小さじ1/2
しょうゆ …… 小さじ1
かたくり粉 …… 小さじ1/3
水 …… 小さじ1

作り方

1 厚揚げは1枚(2人分)を縦横8等分に切る。トースターの受け皿にホイルを敷いて厚揚げをのせ、焼き色がつくまで3分ほど焼いて器に盛る。

2 しいたけは薄切り、にんじんはせん切り、いんげんは斜め薄切りにする。

3 鍋に湯を沸かし、にんじん、しいたけの順に入れ、再び煮立ったらいんげんを加え、1分ほどゆでてざるに上げ、水気をきる。

4 鍋に2人分のだし、3を入れて煮立ったら半分に分け、それぞれA、Bで調味し、水でといたかたくり粉を加えてとろみをつけ、1の厚揚げにかける。

厚揚げ

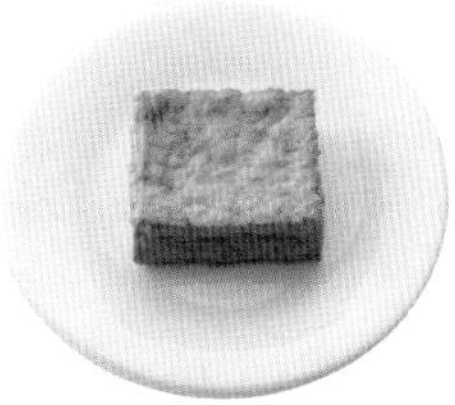

豆腐を油で揚げたボリュームのある素材。新鮮なものならそのまま使ってOK。気になる場合は熱湯を回しかけて油抜きを。

豆腐は良質な植物たんぱく質で、水分の量が多いので体積が大きく、見ためにボリュームがあり、食べごたえを感じることができる。表面にあんをからめる調理法は味を感じやすくて減塩に役立つ。

塩分
0.1g
たんぱく質
9.1g

しゃぶしゃぶ肉は薄切りなので枚数があり、視覚からも豊かさを感じられる食材。肉は部位によってたんぱく質量とカロリーが調整できるので家族と一緒のおかずが作りやすい。リコピンのとれるトマトは量を見極めて。

レタスはちぎるより細切りにするほうが味がからみやすい。家族は細切りにすると野菜がたっぷり食べられる。

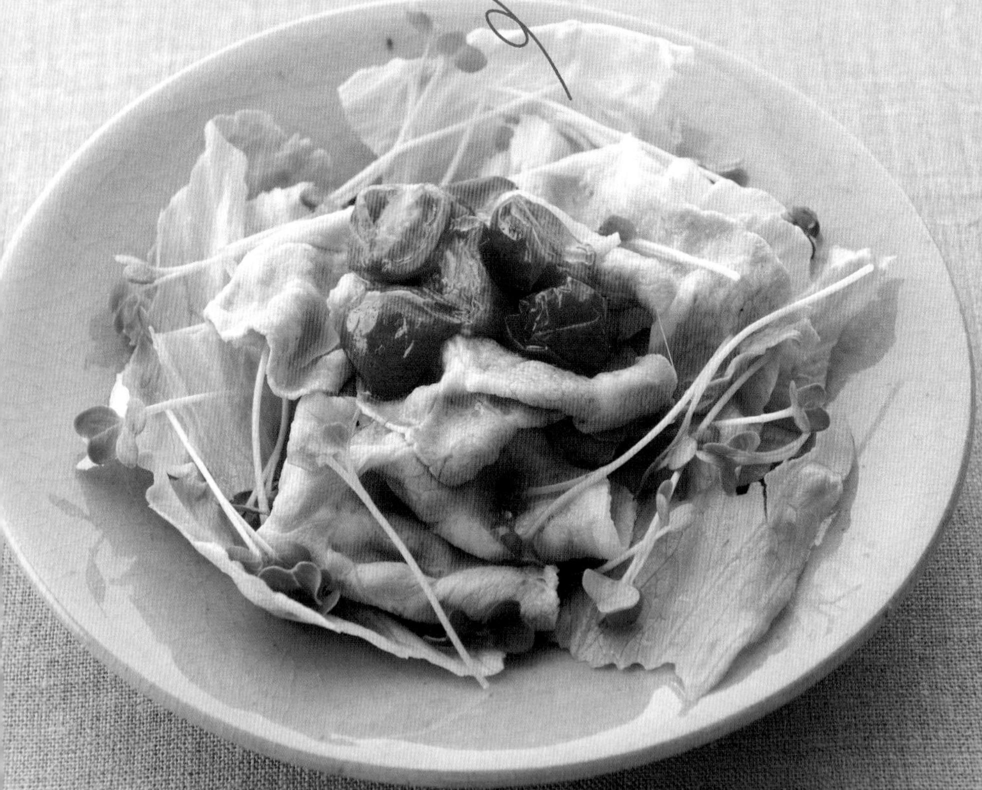

1人分	205kcal	カリウム 287mg	リン 98mg	脂質 15.7g
				炭水化物 7.8g

主菜

豚しゃぶの焼きトマトマリネソース

腎機能が気になる人

材料 1人分

豚肩ロース薄切り肉
（しゃぶしゃぶ用）…… 50g
ミニトマト …… 3個（30g）
レタス …… 1枚（20g）
かいわれ菜 …… 5g
マリネソース〈A〉
酢 …… 小さじ2
はちみつ …… 5g
オリーブ油 …… 小さじ1

家族

材料 1人分

豚肩ロース薄切り肉
（しゃぶしゃぶ用）…… 90g
ミニトマト …… 5～6個
レタス …… 3枚
かいわれ菜 …… 1/2パック弱
マリネソース〈B〉
酢 …… 大さじ1
はちみつ …… 小さじ2
オリーブ油 …… 小さじ2
塩 …… 少々

作り方

1 ミニトマトは半分に切って水気をしっかりふき、断面を上にしてアルミホイルに並べ、オーブントースターで15分焼く。

2 ボウルにそれぞれマリネソースの材料A、Bを入れ、1のミニトマトを3個分ずつ加えて混ぜ、少し浸けておく。

3 レタスはひと口大にちぎり、かいわれ菜とともに10分ほど水にさらす。

4 鍋に湯を沸かし、弱火にして豚肉を1枚ずつ色が変わるまでゆでてざるに上げる。

5 3の野菜の水気をしっかりきって器に盛り、分量の豚肉をのせて2をかける。

豚肩ロース肉

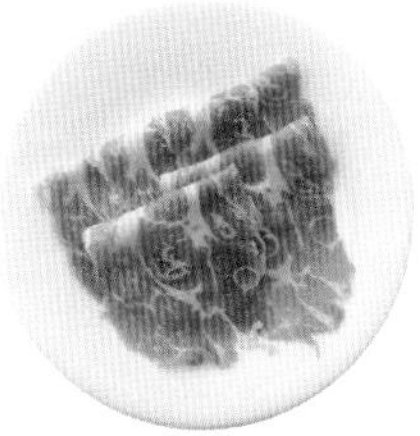

摂取エネルギーが足りない人は脂身の多い部位を。カロリーが気になる家族は豚もも肉を使うと、高たんぱく低カロリーにできる。

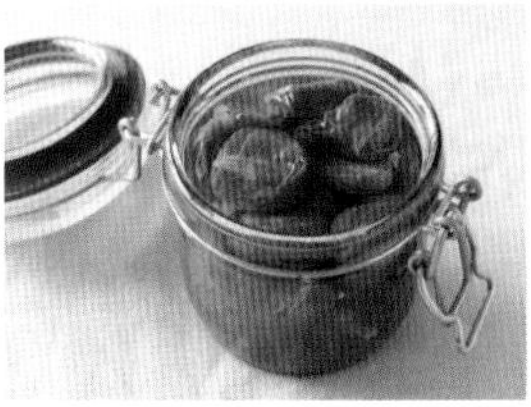

ミニトマトはまとめて焼いて無塩のマリネソースを作っておき、家族は食べるときにしょうゆ、塩を好みで足すと手軽。

塩分	たんぱく質
1.0g	15.6g

カレールーを使うと塩分が気になるし、
糖質も脂質も多く、カロリーも高いとあきらめていた
みんな大好きなカレーライス。
カレー粉を使えばうまみをあきらめずに減塩。
家族の分も一緒に作れて負担がないレシピです。

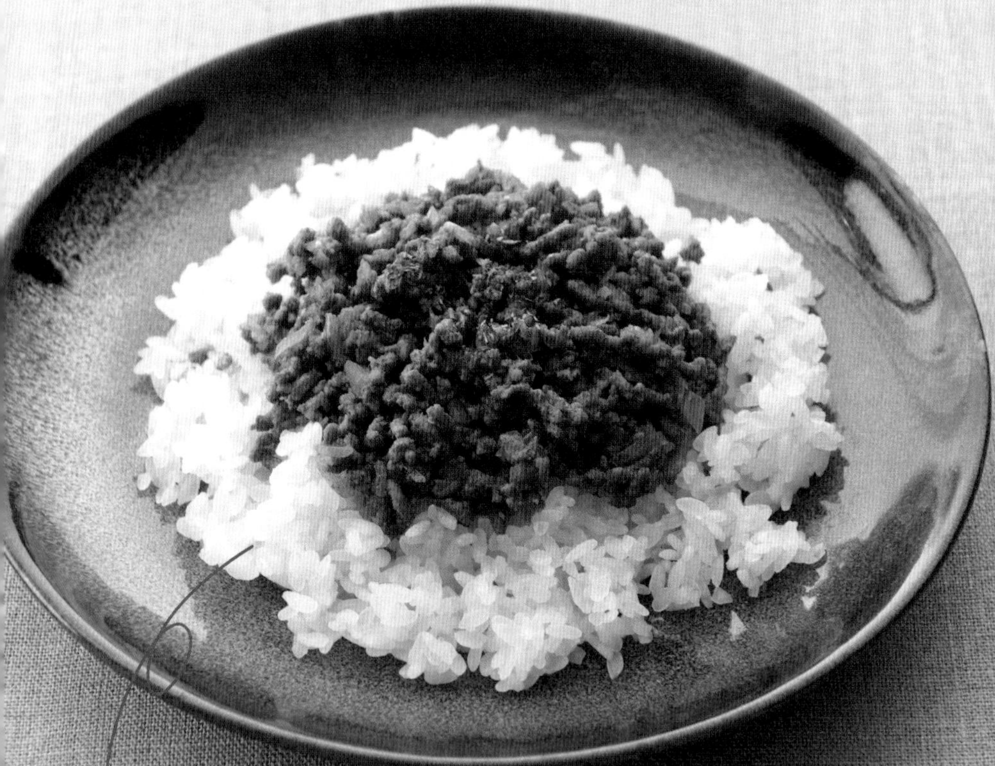

腎機能が気になる人は
たんぱく質調整ごはんを使えば
ルーは家族と一緒でも大丈夫なヘルシーカレー。
家族の分には最後に塩気やうまみを足してもいい。

1人分		カリウム	リン	脂質	炭水化物
	579kcal	370mg	133mg	23.3g	80.5g

主菜

減塩ドライカレー

腎機能が気になる人・家族

材料　1人分×2

合いびき肉 …… 80g
玉ねぎ …… 40g
オリーブ油 …… 小さじ1
カレー粉 …… 小さじ1
A トマトケチャップ …… 小さじ1
　ウスターソース …… 小さじ1
B みりん …… 小さじ1/2
　鶏スープ（p60参照、水でも） …… 大さじ1
たんぱく質調整ごはん（家族は通常の白ごはん）
　…… 1パック（180g）
ドライパセリ …… 小さじ1/2

作り方

1 玉ねぎは薄切りにして水に10分ほどさらし、水気をきって粗みじんに切る。
2 フライパンにオリーブ油を熱し、1をすき通るまで炒め、カレー粉を加えてなじませる。
3 Aを加えて炒め、肉の色が変わったらBを加えて煮詰める。
4 3の半分をたんぱく質調整ごはんにかける。残りのカレーには塩やトマトケチャップ少々を好みで足して家族用に味を調え、ごはんにかける。ドライパセリをふる。

合いびき肉

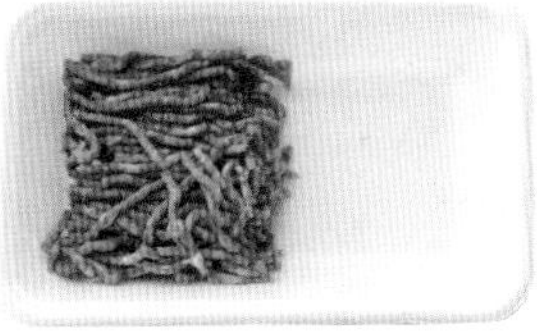

ひき肉は牛肉、豚肉、鶏肉ともたんぱく質量はほとんど変わらないが、うまみの強さを２種類合わせることで深い味が生まれる合いびき肉がおすすめ。健康な人も同量でボリュームじゅうぶん。

カレー粉

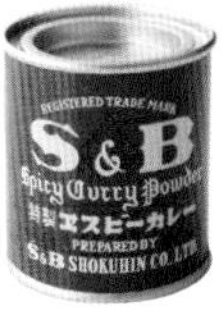

塩分をほとんど含まず、香りが強くてパンチがあるので減塩の強い味方。ターメリックやチリパウダーなどを足してもいい。カレールーは製品によって配合成分が異なる。

副菜

しめじとエリンギのマリネ

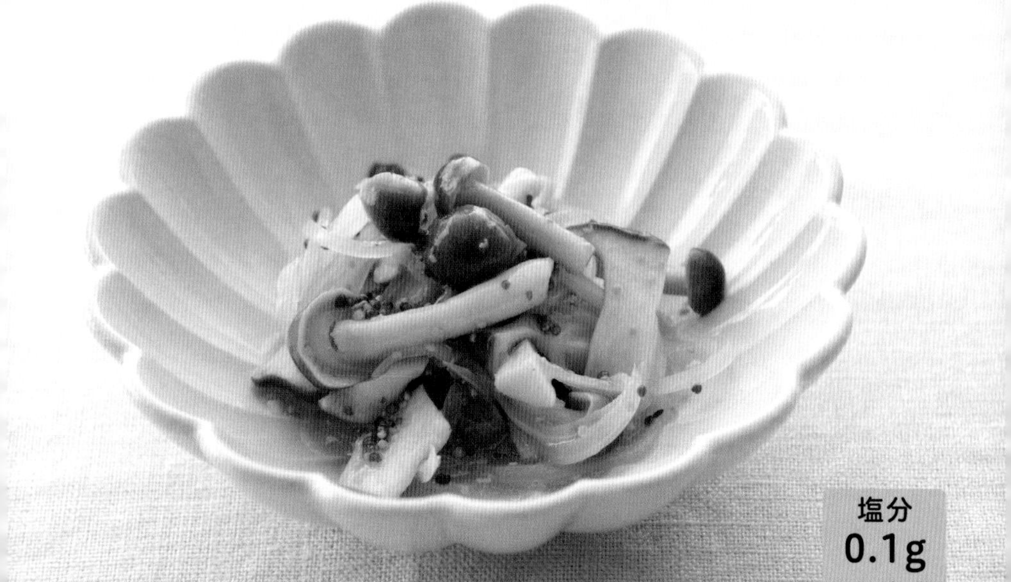

1人分		カリウム	リン	脂質	炭水化物
	72kcal	123mg	45mg	4.6g	7.3g

塩分 0.1g
たんぱく質 1.4g

材料 1人分

しめじ …… 15g
エリンギ …… 小１本(20ｇ)
玉ねぎ …… 20g
A 粒マスタード …… 小さじ1
　オリーブ油・酢 …… 各小さじ1
　砂糖 …… 小さじ1

作り方

1 しめじは小房に分け、エリンギは長さを半分に切ってから縦薄切りにする。玉ねぎは薄切りにする。

2 1をたっぷりの湯でゆでて湯をきる。

3 ボウルにAを入れてよく混ぜ、2をあえる。

メモ

血圧や血糖値を下げる働きが認められている酢。からしやマスタードとの相性がよく、薄味を補う効果が高い。マリネは油のコクも加わるので、積極的にとり入れたい調理法。

副菜
きのこのねぎ油あえ

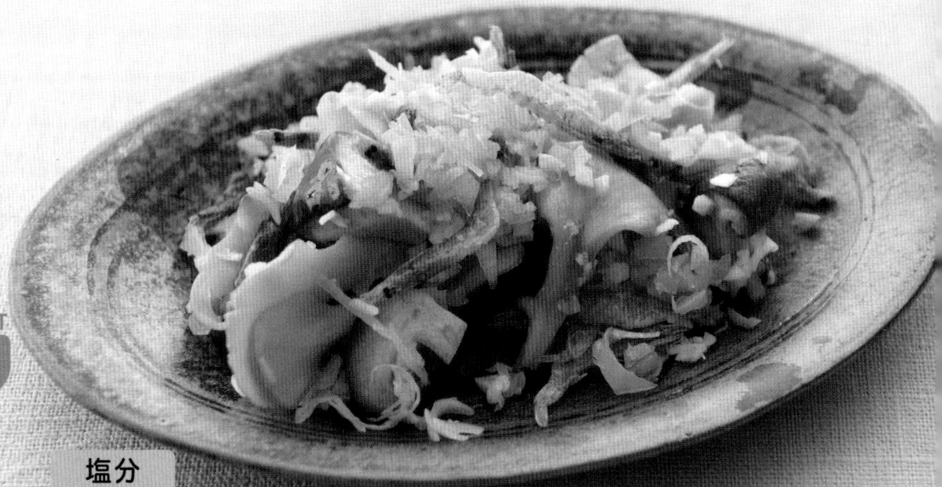

塩分 **0.3g**
たんぱく質 **1.5g**

1人分		カリウム	リン		
	52kcal	80mg	32mg	脂質	4.2g
				炭水化物	3.1g

材料 1人分

生しいたけ …… 1枚
まいたけ …… 30g
長ねぎ …… 10g
桜えび …… 1g
A ごま油 …… 小さじ1
塩 …… 0.3g

作り方

1 しいたけは石づきをとって4等分に切り、まいたけは食べやすくほぐす。
2 1とねぎは5分ほどゆでてざるに上げ、湯をきる。ねぎは冷めたら粗みじんに切る。
3 きのこを器に盛り、ねぎと桜えびを混ぜてのせる。
4 小鍋にAを入れ、熱々に熱して3にかける。

メモ

きのこはいずれも食物繊維が豊富でカロリーが低く、腸内環境を整える働きもある。生活習慣病が気になる人にも、腎機能障害が進んだ人にも食べてほしい食材。

副菜

わかめのしょうが炒め

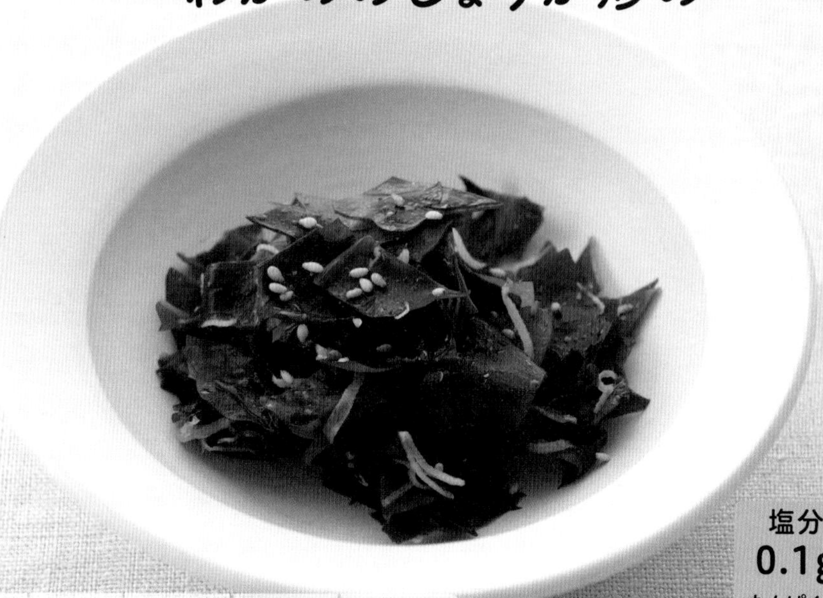

1人分	53kcal	カリウム 16mg	リン 11mg	脂質 4.6g / 炭水化物 2.3g	塩分 0.1g / たんぱく質 0.5g

材料 1人分

塩蔵わかめ …… 20g
しょうが …… 1/3かけ(4g)
ごま油 …… 小さじ1
みりん …… 小さじ1/2
いり白ごま …… 小さじ1/2

作り方

1 わかめはしっかり洗ってさっとゆで、水気をきってひと口大に切る。しょうがはせん切りにする。

2 フライパンにごま油としょうがを入れて炒め、香りが立ったら1のわかめを加え、みりんを加えて炒め、白ごまを加える。

メモ

わかめは塩蔵品を水で塩抜きしてゆでると塩分を控えられる。カットわかめは塩分が多いので、必ず水でもどしてゆでこぼす。昆布とひじき以外の海藻はカリウムはそれほど気にしなくてOK。

副菜

ひじきとキャベツのピーナツ酢

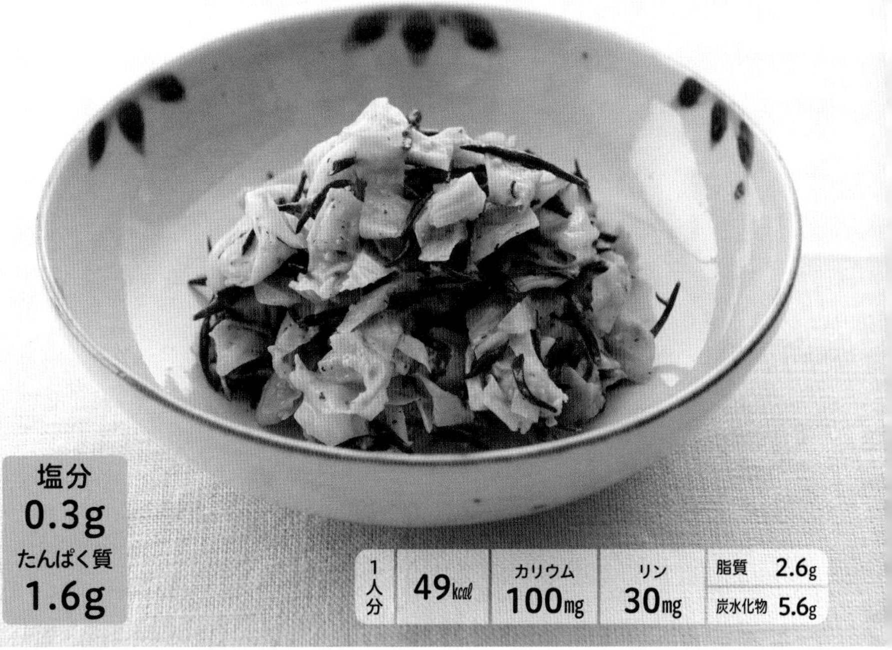

塩分 **0.3g**
たんぱく質 **1.6g**

1人分				
49kcal	カリウム 100mg	リン 30mg	脂質 2.6g	炭水化物 5.6g

材料 1人分

ひじき(乾燥)…… 5g
キャベツ …… 1枚(50g)
A ピーナツバター(無塩・無糖) …… 小さじ1
A 酢 …… 小さじ1
A 砂糖 …… 小さじ1/2
A しょうゆ …… 小さじ1/4

作り方

1 ひじきは水に20分ほど浸けてもどし、たっぷりの湯でゆでてざるに上げ、水気をきる。キャベツは細切りにして5分ほどゆで、水気をしぼる。

2 ボウルにAを入れてよく混ぜ、1を加えてあえる。
※好みでラー油（塩分0）をたらすと薄味でもアクセントが加わっておいしい。

メモ

無塩・無糖のピーナツバターが市販されている。コクがあり、満足感を得られ、たんぱく質の制限のある人にはエネルギー補給の役割も。練りごまも同様にどのステージの人にも役立つ常備調味料。

副菜

オクラのカレー風味炒め

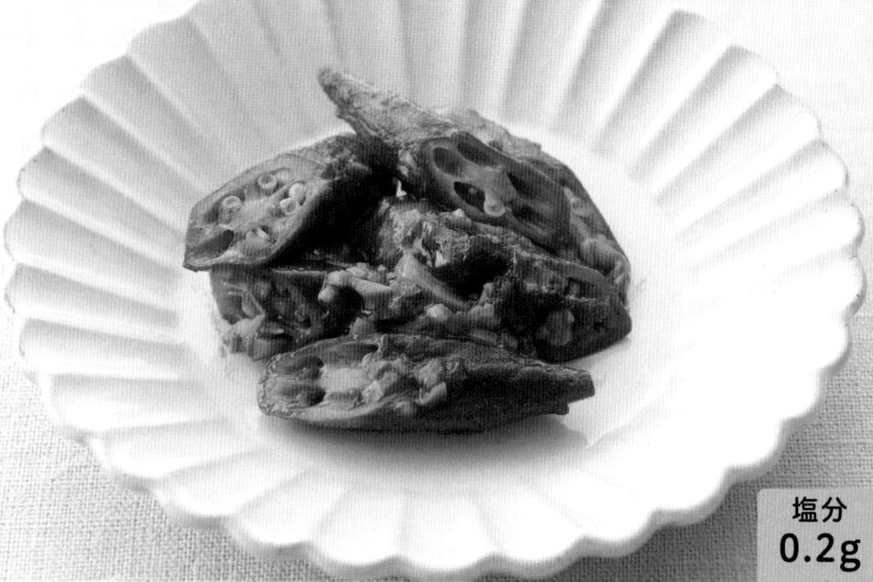

1人分	66kcal	カリウム 149mg	リン 32mg	脂質 4.2g	炭水化物 6.9g

塩分 0.2g
たんぱく質 1.2g

材料 1人分

オクラ …… 3本(30g)
オリーブ油 …… 小さじ1
にんにく(みじん切り) …… 1/2かけ(5g)
A トマトケチャップ …… 大さじ1/2
A カレー粉 …… 小さじ1/2
A みりん …… 小さじ1/3
A 水 …… 大さじ1

作り方

1 オクラは斜め半分に切る。
2 フライパンにオリーブ油とにんにくを入れて火にかけ、香りが立ったらオクラを加えてさっと炒める。
3 よく混ぜたAを加えてふたをし、2分ほど蒸し煮にし、ふたをとって混ぜ、汁気がなくなるまで炒める。

メモ

オクラはゆでてもあまりカリウムが減らないので、生のまま使う。ぬめりは水溶性食物繊維で、糖の吸収を抑え、腸の善玉菌を増やす。

副菜
長いものレモンおかかあえ

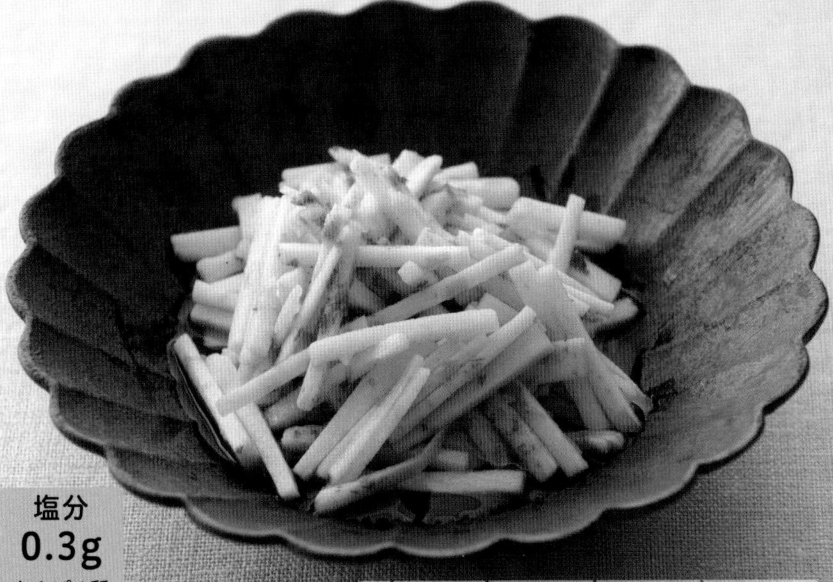

塩分 0.3g
たんぱく質 2.0g

1人分		カリウム	リン		
	62kcal	234mg	24mg	脂質	2.2g
				炭水化物	8.6g

材料 1人分

長いも …… 50g
かつお節 …… 1/2パック(1g)
A みりん …… 小さじ1/2
　しょうゆ …… 小さじ1/3
　水 …… 小さじ2
ごま油 …… 小さじ1/2
レモンの皮 …… 1/6個分

作り方

1 長いもは5㎝長さの細切りにして20～30分水にさらし、水気をしっかりきる。
2 耐熱ボウルにAを入れてラップをかけずに40～50秒加熱し、とり出してごま油を加え、レモンの皮をすりおろして加える。
3 長いもを入れ、かつお節を加えて軽く混ぜる。

メモ

長いもはぬるぬるとしていて調味料が表面にからみ、味を感じやすいので減塩に役立つ。かつお節はダイレクトなうまみを感じさせるので、薄味のおひたしやあえ物などにパンチを出せる救世主。

副菜

大豆とこんにゃくのごま煮

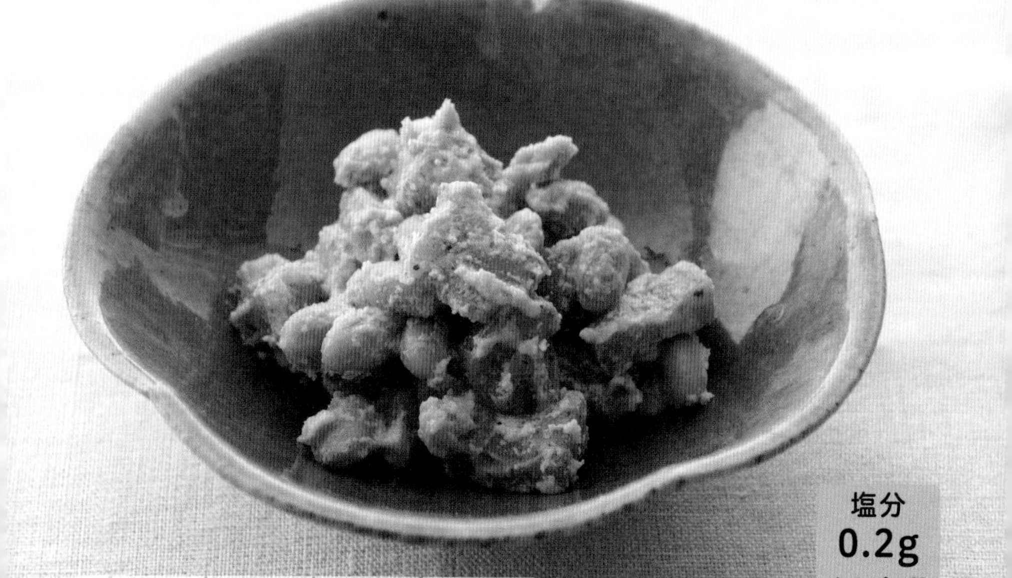

1人分	98kcal	カリウム 169mg	リン 98mg	脂質 7.0g 炭水化物 5.8g

塩分 **0.2g**
たんぱく質 **4.8g**

材料 1人分

大豆(水煮) …… 20g
こんにゃく …… 50g
練り白ごま …… 8g
だし …… 50mℓ
みりん …… 小さじ1
みそ …… 小さじ1/3

作り方

1 こんにゃくはスプーンなどで小さめにちぎり、5分ほどゆでて湯をきる。
2 鍋にだし、練りごま、みりん、こんにゃくを入れて火にかけ、混ぜながら煮る。煮立ったら大豆を加えてふたをし、5分ほど煮込む。
3 ふたをとり、みそを加えてときどき混ぜながら汁気がなくなるまで煮る。

メモ

大豆は良質な植物性のたんぱく質なので、ステージに合わせてうまくつき合いたい。こんにゃくに豊富な不溶性食物繊維で快腸に。

副菜

ピリ辛酢大豆

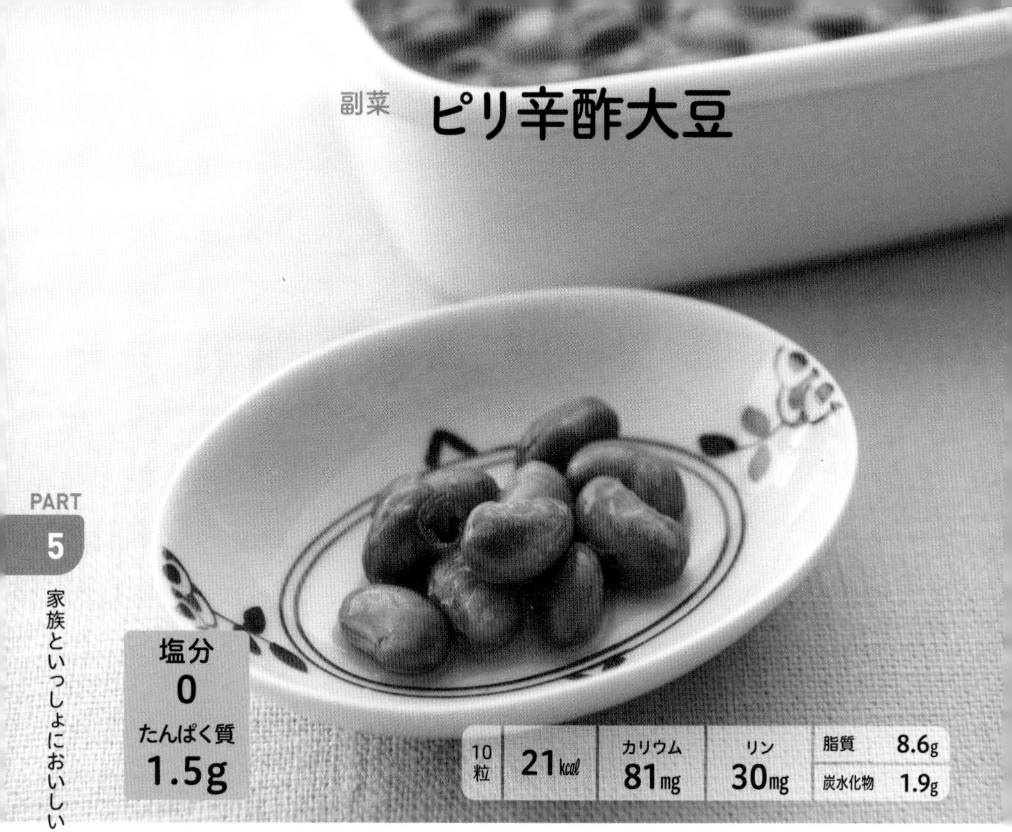

塩分 0

たんぱく質 1.5g

10粒		カリウム	リン	脂質	炭水化物
	21kcal	81mg	30mg	8.6g	1.9g

材料

作りやすい量(約250g分)

いり大豆 …… 50g

赤とうがらし(輪切り)

…… 1/2本分

酢 …… 200mℓ

作り方

1 大豆を清潔な保存びんに入れてとうがらしを加え、大豆が完全に浸るまで酢を注ぎ入れる（分量の酢で足りなければ追加する）。

2 ひと晩お酢を吸ってふくらむので、大豆が酢より出ているようなら、酢を足す。2～3日で大豆がやわらかくなり、味がなじむ。

メモ

カリッと水分が抜けた大豆にしっかりと酢がしみ込み、香ばしさと酸味がおいしい。1日10粒を目安に毎日食べると酢の健康効果も得られる。塩分の多いスナック菓子などのかわりに食べたい。

じょうずにつきあいたい

食材の話

健康な人も、腎機能が気になる人も、必要な栄養素は適切な量をじょうずにとりたい。よく耳にする食材や栄養素のことをきちんと知っておきましょう。

野菜

1日350gの野菜を食べるといいとされている。さまざまなビタミン、ミネラル、食物繊維がとれるほか、ポリフェノールやカロテノイドといった抗酸化成分も豊富で、淡色野菜と緑黄色野菜をバランスよく食べたい。

ただし、高カリウム血症があらわれたらカリウムの少ない野菜を選び、水にさらす、ゆでこぼす（p44参照）などの工夫を。水溶性のビタミンは流出しても、脂溶性ビタミンや色素成分、食物繊維などはとれるので、しっかり食ること。

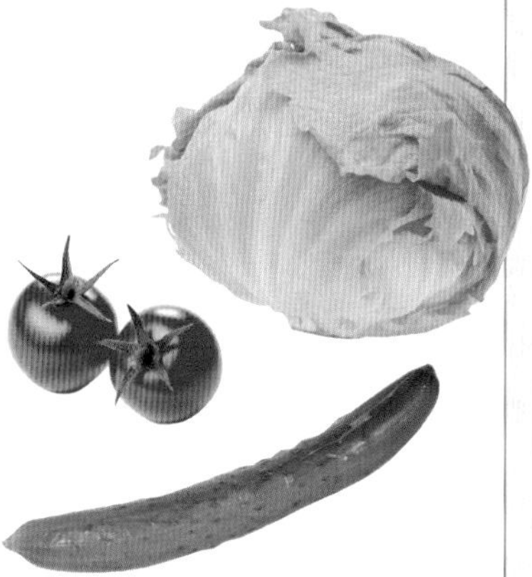

主食

ごはんやパン、めん類などは主に炭水化物を補う食材。食後血糖値が急上昇しやすく、食べすぎると糖尿病や肥満の原因になるので適量を守る。生活習慣病が気になる人は、白米のごはんなら150〜180gまで。たんぱく質制限がある人は、ごはんのたんぱく質にも注意を払いたい。白米のごはん180gで4.5g、6枚切りのパン1枚で5.3gのたんぱく質を含む。

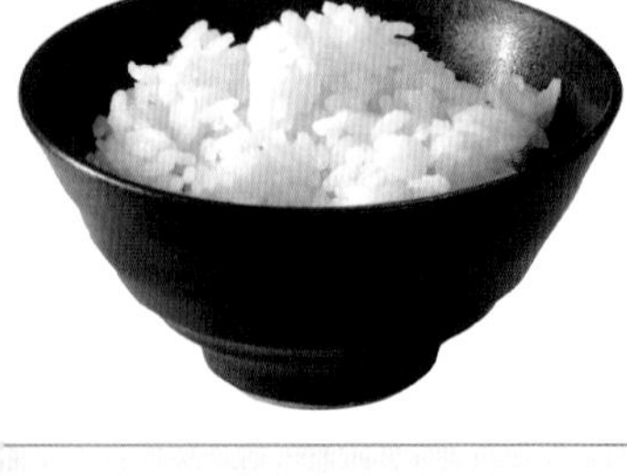

食物繊維

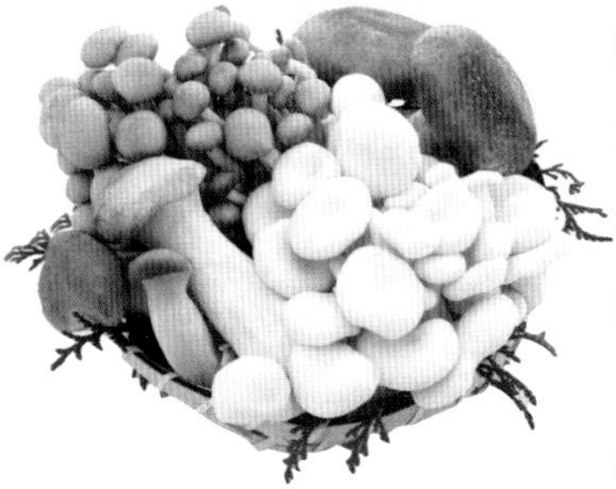

炭水化物のうち、ヒトには消化できないものを食物繊維という。水溶性食物繊維と不溶性食物繊維があるが、最近では両者の働きには大きな違いはないとされている。有用な腸内細菌のエサになって腸内環境を整えたり、余分な糖や脂質をからめて排出することで脂質異常を改善し、生活習慣病や心血管発作を減らす効果も高いので、たっぷりとりたい栄養素。海藻、きのこ、こんにゃくなどに豊富に含まれる。

ビタミン・ミネラル

ビタミンは炭水化物、脂質、たんぱく質が利用されるのを助ける。野菜やくだものだけでなく、肉や魚に含まれるものもあるので、たんぱく質制限がある人も、コントロールしながら食べたい。

ミネラルは体の調整を助ける鉱物。体内では作れないので、食事からとることが大切。腎機能が落ちてくるとビタミンやミネラルの代謝異常が起こることもあるので、医師と相談して過不足のないように気をつけたい。

おかずの量が増やせる！

たんぱく質調整食品主食カタログ

慢性腎臓病で、ステージがG3a以降になるとたんぱく質の制限が必要になります。ごはんにも意外に多く含まれるたんぱく質の量を減らせれば、肉や魚をしっかり食べられ、食事を楽しむことができます。それを実現するのがたんぱく質調整食品。手軽に活用できるパックごはんのほか、パン、めん類などを紹介します。たんぱく質の含有量はさまざまなので、自分の制限量と好みに合わせて選びましょう。バランスのよい食事のために、参考にしてみてください。

数値はメーカー表示を参照。

パックごはん

1/25越後ごはん（180g）

たんぱく質 0.18g ※180gあたり

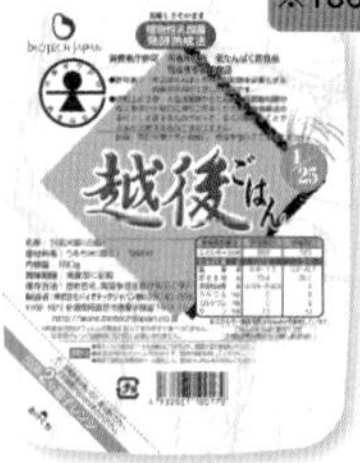

バイオテックジャパン

エネルギー	292kcal	塩分	0.007g
カリウム	0mg	リン	23mg

※129g入りのプチタイプもあり

ゆめごはん1/35トレー（180g）

たんぱく質 0.13g ※180gあたり

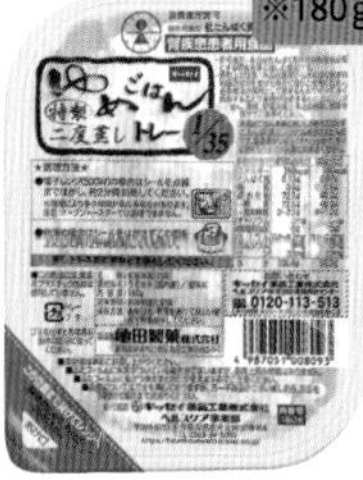

キッセイ薬品

エネルギー	299kcal	塩分	0mg
カリウム	0.2～0.7mg	リン	22mg

1/40越後ごはん（150g）

たんぱく質 0.09g ※150gあたり

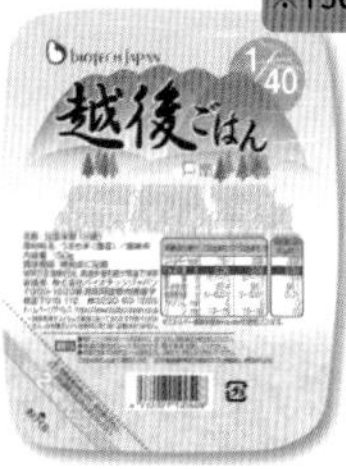

バイオテックジャパン

エネルギー	232kcal	塩分	0.01g
カリウム	0mg	リン	19mg

1/12.5越後ごはん（180g）

たんぱく質 0.36g ※180gあたり

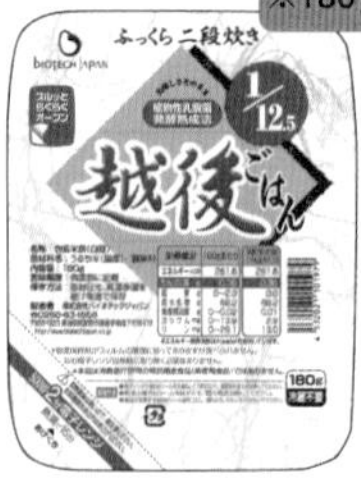

バイオテックジャパン

エネルギー	281.8kcal	塩分	0.01g
カリウム	2.9mg	リン	13mg

1/20越後ごはん（150g）

たんぱく質 0.19g ※150gあたり

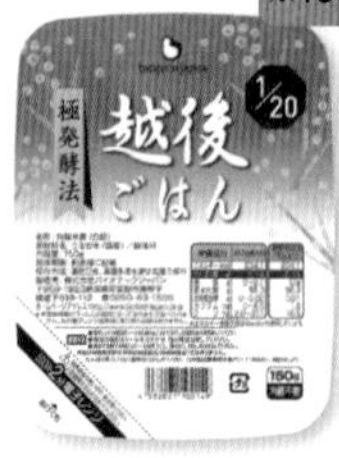

バイオテックジャパン

エネルギー	234.1kcal	塩分	0.01g
カリウム	1.5mg	リン	16.5mg

ゆめごはん1/25トレー（180g）

たんぱく質 0.2g ※180gあたり

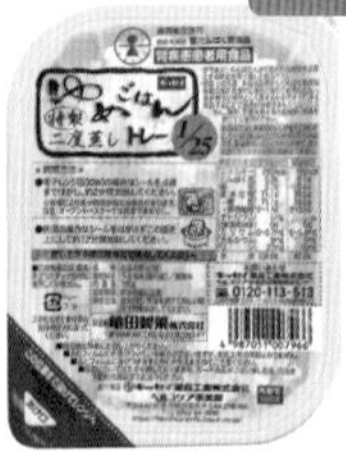

キッセイ薬品

エネルギー	292kcal	塩分	0g
カリウム	0～0.7mg	リン	27mg

やわらか越後ごはん(150g)

たんぱく質 **0.12g** ※150gあたり

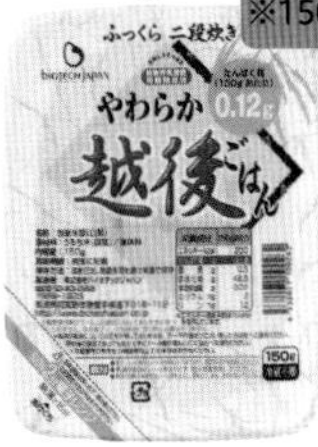

バイオテックジャパン

エネルギー	200kcal	塩分	0.01g
カリウム	2mg	リン	12mg

ゆめごはん1/5 パウチタイプ

たんぱく質 **0.9g** ※180gあたり

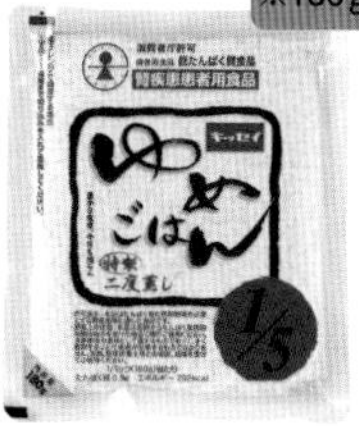

キッセイ薬品

エネルギー	292kcal	塩分	0g
カリウム	0〜0.7mg	リン	27mg

1/5越後ごはん(150g)

たんぱく質 **0.75g** ※150gあたり

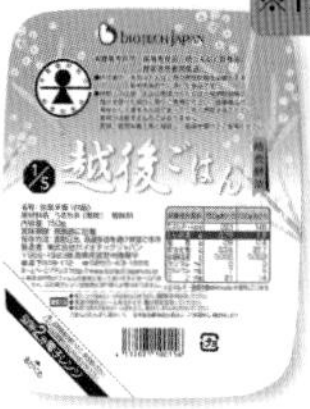

バイオテックジャパン

エネルギー	223kcal	塩分	0.005g
カリウム	0mg	リン	21mg

米粒（炊飯用）

真粒米1/25

たんぱく質 **0.10g** ※炊飯後100gあたり

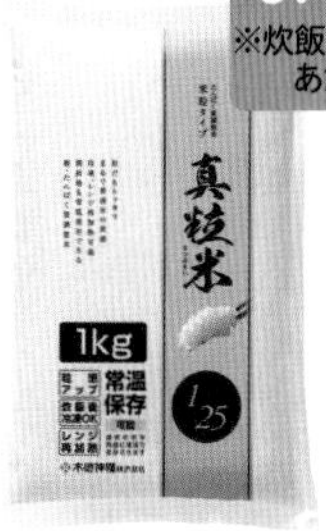

木徳神糧

エネルギー	168kcal	塩分	0g
カリウム	0mg	リン	19.7mg

1/25越後米粒タイプ

たんぱく質 **0.10g** ※炊飯後100gあたり

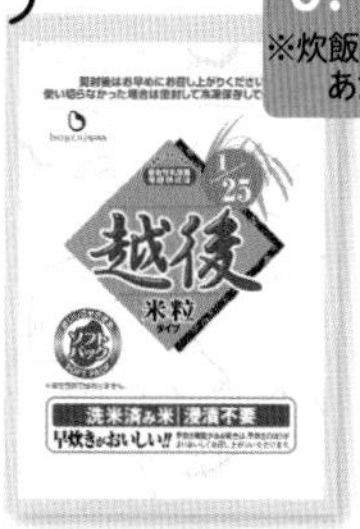

バイオテックジャパン

エネルギー	158.7kcal	塩分	0.01g
カリウム	1.3g	リン	9.3mg

越後おかゆパウチタイプ(150g)

たんぱく質 **0.14g** ※150gあたり

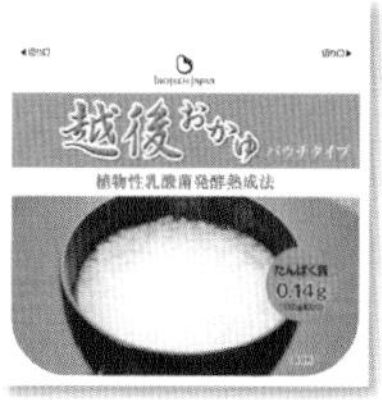

バイオテックジャパン

エネルギー	66.1kcal	塩分	0.02g
カリウム	1.5mg	リン	4.5mg

常温保存キッセイゆめ1/5

たんぱく質 **0.5g** ※炊飯後100gあたり

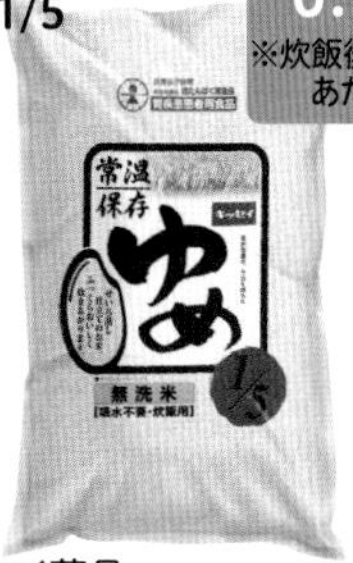

キッセイ薬品

エネルギー	164kcal	塩分	0.011〜0.020g
カリウム	1.7〜2.7mg	リン	19mg

1/12.5越後米粒タイプ

たんぱく質 **0.20g** ※炊飯後100gあたり

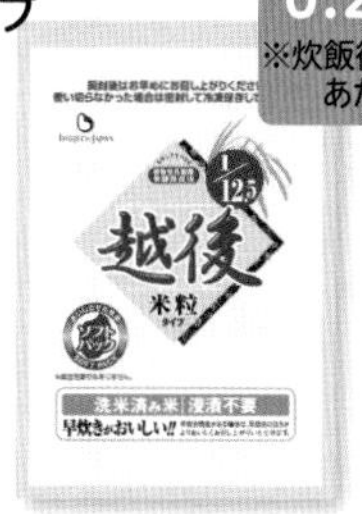

バイオテックジャパン

エネルギー	156.7kcal	塩分	0.01g
カリウム	1.0mg	リン	6.5mg

越後極み

たんぱく質 **0.25g** ※炊飯後100gあたり

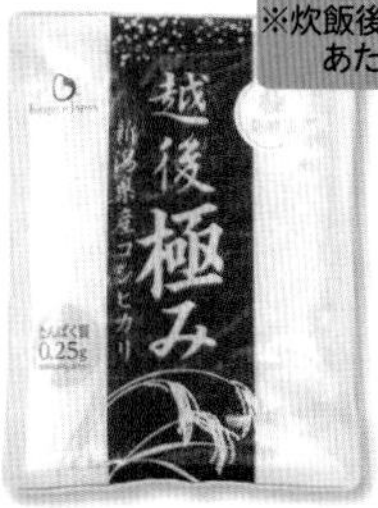

バイオテックジャパン

エネルギー	156.7kcal	塩分	0.01g
カリウム	1.0mg	リン	6.5mg

越後の丸パン

たんぱく質 **0.2g** ※1個(50g)あたり

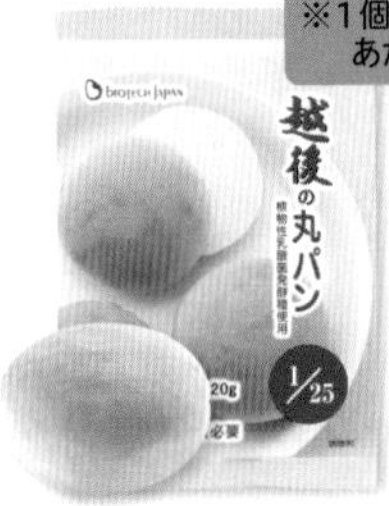

バイオテックジャパン

エネルギー	143kcal	塩分	0.3g
カリウム	6mg	リン	11mg

越後の食パン

たんぱく質 **0.37g** ※2枚(100g)あたり

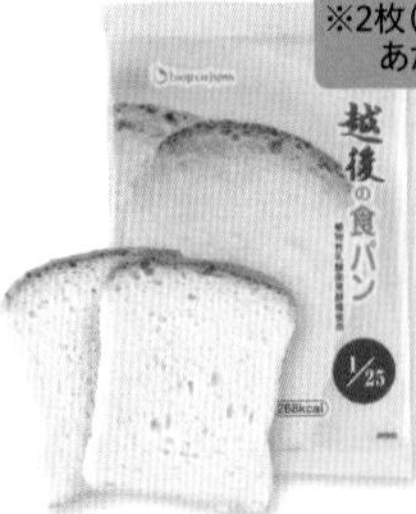

バイオテックジャパン

エネルギー	268kcal	塩分	0.7g
カリウム	14mg	リン	6mg

ゆめベーカリー たんぱく質調整食パン

たんぱく質 **0.5g** ※1枚(100g)あたり

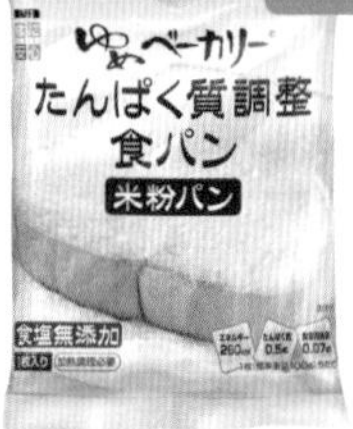

キッセイ薬品

エネルギー	260kcal	塩分	0.07g
カリウム	15.8mg	リン	25.0mg

げんたそば

たんぱく質 **2.4g** ※乾麺100gあたり

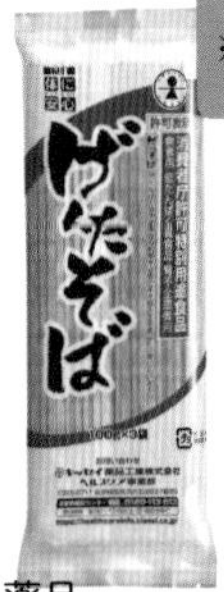

キッセイ薬品

エネルギー	350kcal	塩分	0.01~0.02g
カリウム	93mg	リン	51.5mg

げんたうどん

たんぱく質 **1.4g** ※乾麺100gあたり

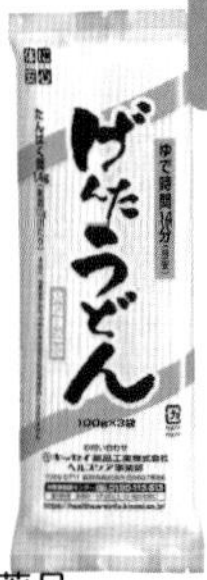

キッセイ薬品

エネルギー	363kcal	塩分	0.07g
カリウム	55mg	リン	48mg

ゆめベーカリー たんぱく質調整丸パン

たんぱく質 **0.2g** ※1個(50g)あたり

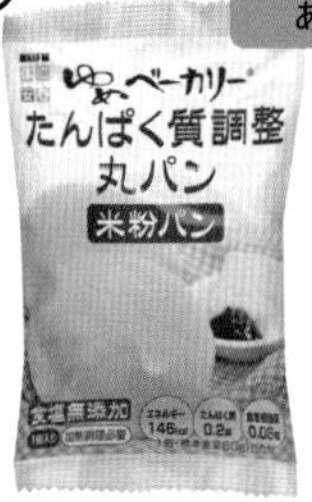

キッセイ薬品

エネルギー	146kcal	塩分	0.06g
カリウム	8.3mg	リン	13.7mg

げんた冷凍めん うどん風

たんぱく質 **0** ※1食200gあたり

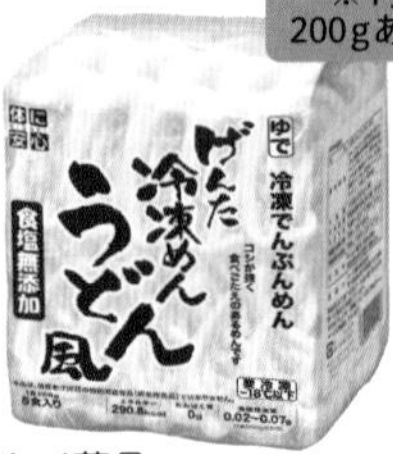

キッセイ薬品

エネルギー	290.8kcal	塩分	0.02~0.07g
カリウム	0~6.4mg	リン	26mg

げんた冷凍めん 中華めん風

たんぱく質 **0** ※1食180gあたり

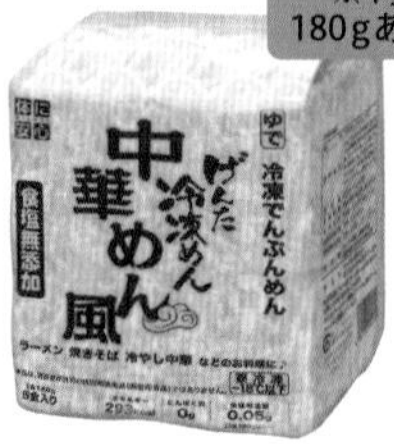

キッセイ薬品

エネルギー	293kcal	塩分	0.05g
カリウム	2.6mg	リン	26mg

げんたそうめん

たんぱく質 **1.6g** ※乾麺100gあたり

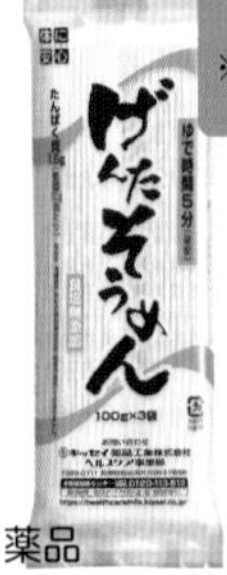

キッセイ薬品

エネルギー	368kcal	塩分	0.06g
カリウム	56mg	リン	53mg

塩分
0.4g
たんぱく質
6.8g

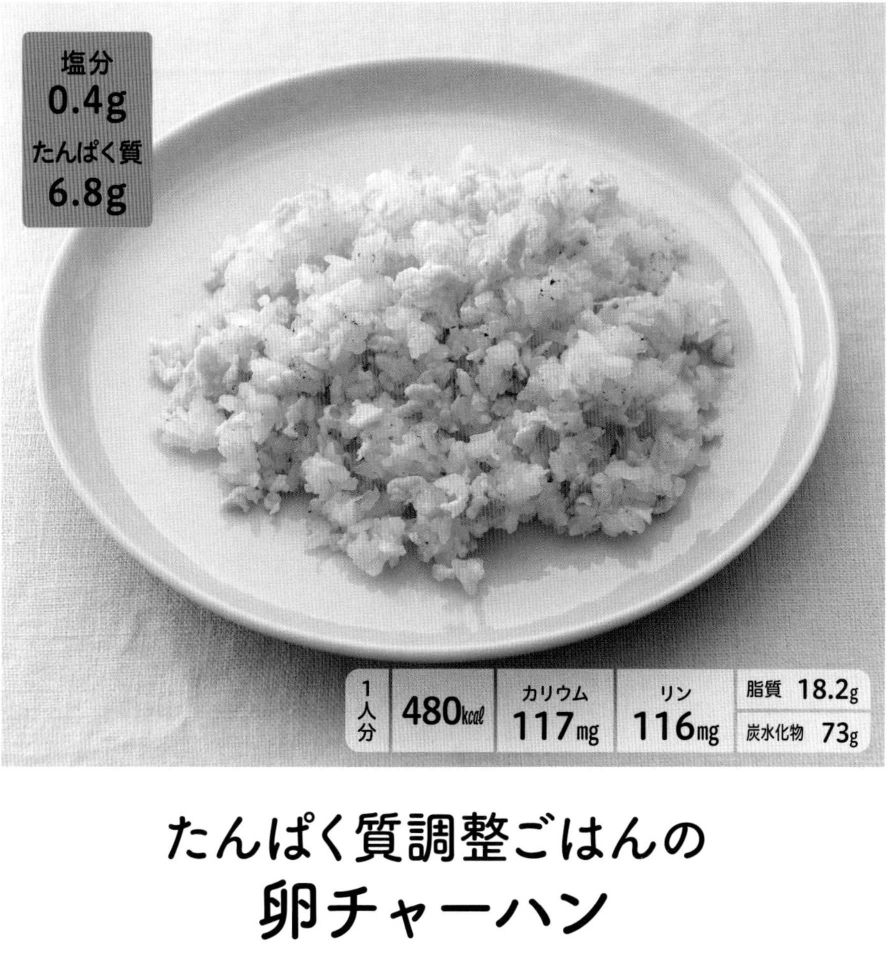

1人分	480kcal	カリウム 117mg	リン 116mg	脂質 18.2g
				炭水化物 73g

たんぱく質調整ごはんの卵チャーハン

材料 1人分

たんぱく質調整ごはん（1/25タイプ）…… 1パック（180g）
卵 …… 1個
長ねぎ …… 1/2本（30g）
ごま油 …… 大さじ1
鶏がらスープのもと …… 小さじ1/4
こしょう …… 少々

作り方

1 ねぎは5分ほどゆでて粗みじんに切る。卵は割りほぐす。
2 フライパンにごま油を熱してねぎを炒め、香りが立ったら強火にし、卵を加えて半熟程度まで火をとおす。
3 温めたごはんを加えて手早く炒め合わせ、スープのもととこしょうを加えて炒め合わせる。

外食、コンビニ食べ方ルール

すべての食事を自宅で調理することはできないでしょう。腎機能に不安がある人、慢性腎臓病と診断されている人でも、外食したり、市販品を購入して食べることもあるでしょう。そんな場合でも、メニュー選びや成分のチェックで腎臓への負担を減らすことができます。

外食はメニュー選びで減塩、糖質カット

メニュー別・栄養成分・アレルギー物

メニュー	栄養成分（1食あたり）				
	熱量（kcal）	たんぱく質（g）	脂質（g）	炭水化物（g）	食塩相当量（g）
牛丼	489	15.6	19.6	64.6	1.9
豚丼	576	14.4	18.6	88.1	2.3
牛鮭定食	685	31.8	25	88	4
納豆定食	543	21.3	11.1	91.9	2.1
焼き魚定食	501	23.3	9.8	84.8	2.7

最近ではメニューにカロリーや塩分が表示されている店が増えた。ファミリーレストランや大手チェーン店などでは、ウェブサイトでもメニューのエネルギーや栄養成分を公開していることも多いので、調べておくといい。

一品で完結させない

食事は単品より定食形式がいい。ごはん、主菜、副菜、汁物などを組み合わせてあれば、主食、主菜、副菜で肉や魚、野菜などをバランスよく食べられ、ごはんを控えたり、減塩のために漬け物や汁物を残すなど、自分で調整することができる。おにぎり、サンドイッチなど、一品ですます食事は栄養が偏りがち。

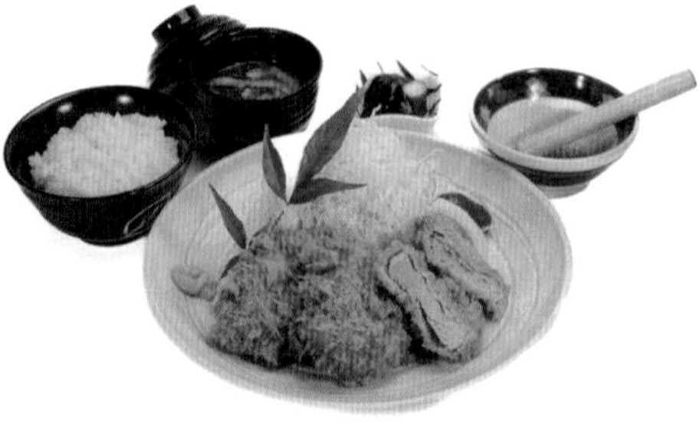

ファーストフードやラーメン、牛丼はNG

ハンバーガーやラーメン、牛丼、カレーなどは人気の外食メニュー。でも、塩分の多いメニューが多く、高カロリーで糖質たっぷり、脂質も多いので、高血圧や血糖値が気になる人は避けたほうがいい。

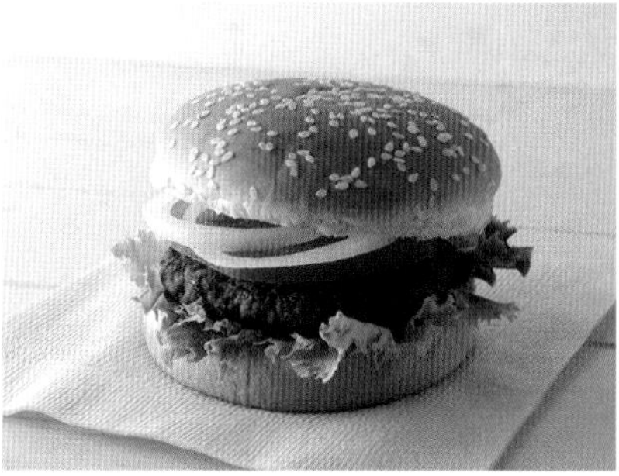

しょうゆやソースはかけるよりつける！

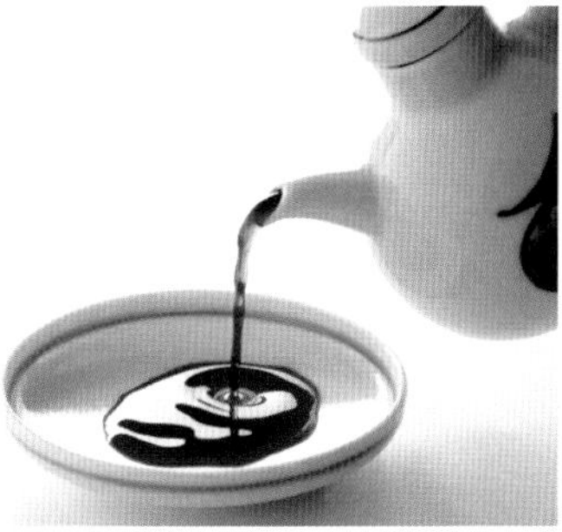

気をつけたいのは調味料。ポイントは自分で量を調整できるメニューを選ぶこと。煮魚よりは刺し身定食、しょうが焼きではなくとんかつを選ぶ。しょうゆやソースは小皿などに適量を入れ、つけて食べること。舌に触れる面だけにつけるのも減塩のポイント。

コンビニでは成分チェック

コンビニでランチを買うときは、成分表示を確認する。エネルギー、たんぱく質、脂質、炭水化物、ナトリウム（食塩相当量=塩分）の順で表示することが義務づけられている。カリウムやリンは記載がなければp43などを参照して注意する。

栄養成分表示（1枚当たり）	
エネルギー	●●kcal
たんぱく質	●●g
脂質	●●g
炭水化物	●●g
食塩相当量	●.●g

表示単位

必ず表示される5項目

「腎臓病は安静に」は過去の話

腎機能を守るちょこっと運動

腎臓病になったら安静に暮らすというのは昔の考え方。適度に体を動かし、体力をつけたほうが腎機能を維持し、改善することがわかっています。
体の動きを保つ運動、筋肉の衰えを防ぐトレーニングを紹介します。食事と運動の両面から腎機能をアップさせましょう。

かかとの上げ下げ

第2の心臓ともいわれるふくらはぎを伸縮させ、血流を改善する運動。ゆっくりと行うのがポイント。

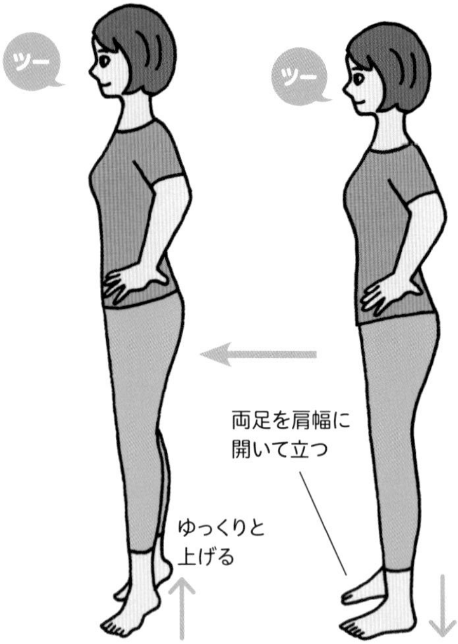

❶ 足を肩幅に開き、腰に手を当ててまっすぐに立つ。
❷「ツー」と細く息を吐きながら５秒かけてゆっくりとかかとを上げる。
❸ かかとを上げきったら息を吸い、「ツー」と細く息を吐きながら５秒かけてかかとを下げる。

暮らしの中の「腎臓体操」

家事をしているとき、立ち上がったとき、ひと息つくときなど、生活の中で何かしながらでもできる軽い運動です。全身を活性化することで、腎臓の働きを改善する効果があります。呼吸を止めずに「ツー」と細く息を吐きながら行うのがポイント。
らくらく筋トレのウォーミングアップにもおすすめ。

上げ下ろしを
5～10回繰り返す

1日に
2～3セット行う

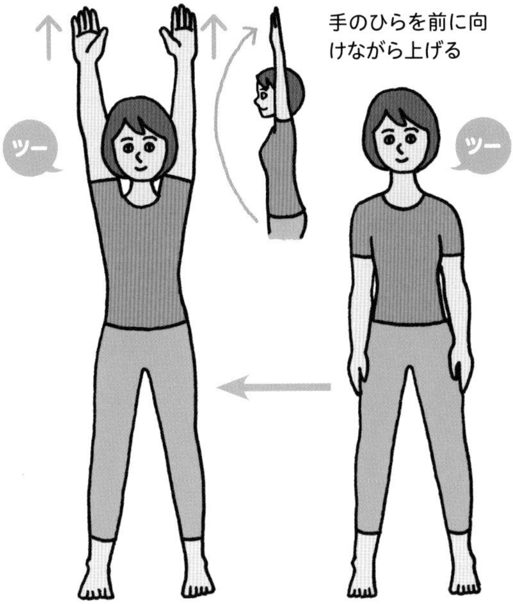

上げ下ろしを 3回繰り返す	1日に 2~3セット行う

ばんざい

肩の関節を動かし、背筋を伸ばす体操。加齢とともに動きが悪くなりがちな肩を無理なく動かす。肩こりや猫背解消にも。

① 足を肩幅に開き、両手を自然に下ろす。

② 鼻からゆっくりと息を吸い、「ツー」と細く息を吐きながら5秒かけて「ばんざい」するように腕を上げる。一度息を吸い、同様に5秒かけて元の位置に戻す。

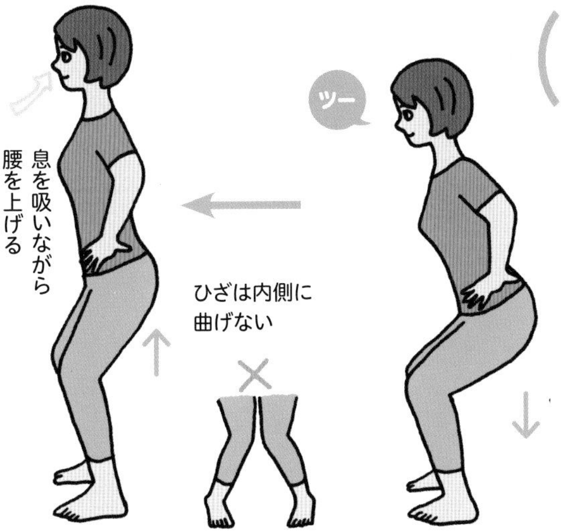

上げ下ろしを 3回繰り返す	1日に 2~3セット行う

ミニスクワット

太ももやふくらはぎの筋肉に加え、体幹も鍛えられ、下半身の衰えを防ぐ運動。筋力やバランス力に合わせて。

① つま先を少し外に向け、足を肩幅に開いて腰に手を当ててまっすぐに立つ。

② 「ツー」と細く息を吐きながら5秒かけてゆっくりと中腰になるまで腰を落とし、5秒かけて元に戻す。

筋力アップ

腎機能を改善するには安静よりも運動。健康な日常生活を送るために必要な筋肉を維持するために、安全に行える軽い筋トレをすすめています。

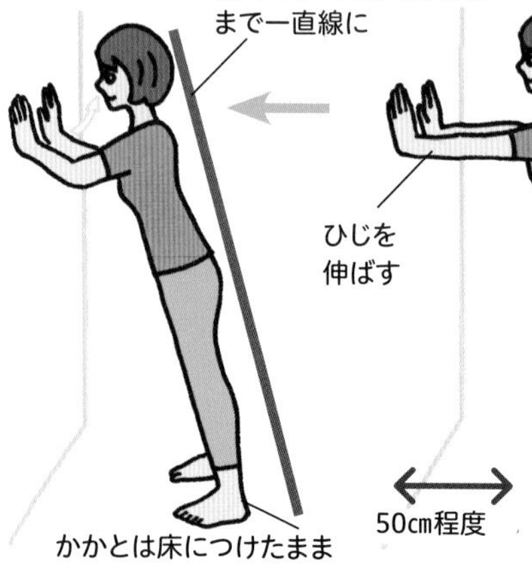

5回繰り返す	1日に 2~3セット行う

壁腕立て伏せ

立ったまま手軽に行える腕立て伏せ。上半身をまんべんなく鍛えることができる。

1. 壁から50㎝程度離れた位置に、足を肩幅に広げて立ち、手のひらを壁につく。
2. ゆっくりと息を吸いながら5秒かけてひじを曲げ、1秒キープ。「ツー」と細くゆっくり息を吐きながら元に戻す。

バックブリッジ

腹筋や背筋、体幹、お尻などを寝たまま鍛えられる運動。朝、目がさめたらまずこの運動をすると、体の動きがよくなる。

1. あお向けに寝て両足を肩幅に開いてひざを立てる。
2. 「ツー」と細くゆっくり息を吐きながら5秒かけてお尻を上げ、呼吸をしながらその姿勢を10秒キープ。その後、息を吸いながら元に戻す。

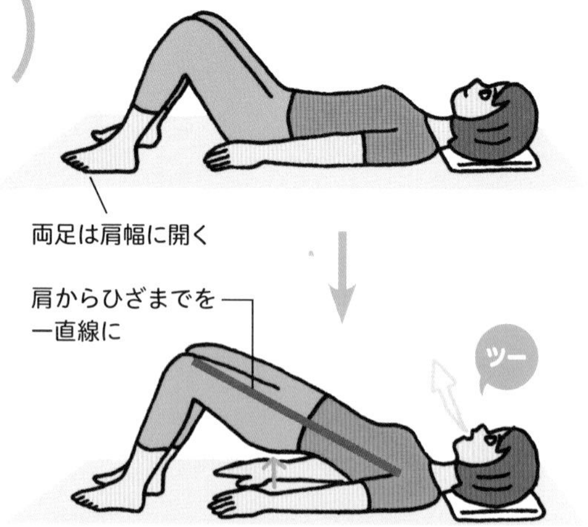

3回繰り返す	1日に 2~3セット行う

レッグレイズ

お腹やお尻、太ももなどの大きな筋肉をまとめて鍛えられる運動。歩くために大切な筋肉をまとめて強化できるので、転倒防止にも役立つ。

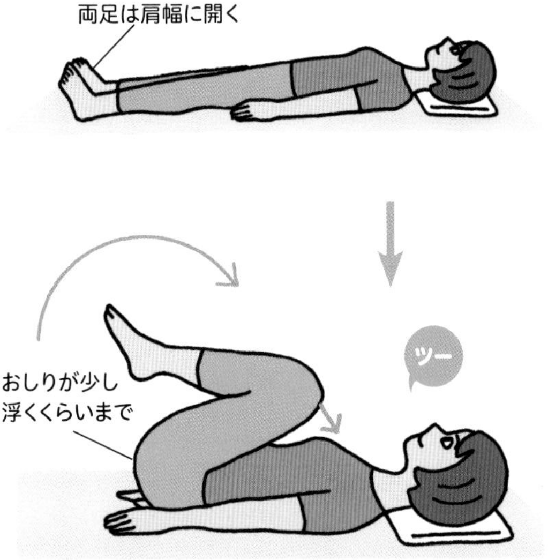

3回繰り返す	1日に2~3セット行う

❶ あお向けに寝て両足を肩幅に開き両腕は自然に体に沿わせる。

❷「ツー」と細くゆっくり息を吐きながら5秒かけてゆっくりと両ひざを曲げて胸に引き寄せ、その姿勢を1秒キープ。その後、5秒かけてゆっくり元に戻す。

ウォーキング習慣で腎機能改善

腎臓リハビリと呼んでいる上月式の軽い運動では、柔軟体操で準備を整えたら、有酸素運動と筋トレをバランスよく行うことをすすめています。有酸素運動でおすすめなのが**ウォーキング**。少しだけ息が上がるペースで歩くと心肺機能がアップし、ポンプの役割をするふくらはぎをしっかり動かすことができるので血流も上がり、腎臓に酸素や栄養素が届けられ、腎機能がよくなります。

週に3~5日、30分から1時間歩いてみましょう。必ず主治医に相談し、許可された範囲で疲れない程度に行うこと。少量ずつこまめに水分を補給し、熱中症などにも気をつけて、自分のペースで続けてください。

腎機能を守る食べ方 Q&A

Q 物足りなくて減塩ができません

A まず、濃い味に慣れてしまっている舌をリセットすることがポイント。塩分が少なくても、うまみがあればおいしく感じるはずです。鈍感になった舌をリセットし、繊細な味を感じるようになれば減塩は半ば成功。ゼロ塩スープは味覚をとり戻す最適な方法です。薄味でも満足できるようになり、以前の食事を塩辛いと感じるはずです。

Q 腎機能を守るために特に食べたい食材は？

A １つの食材をたくさん食べると健康になるということはありえません。健康的な食生活は多品目をバランスよく食べる方法以外にないのです。その上で食べすぎているものは控え、足りないものは心がけて食べるという意識が大切です。ネットやテレビの情報に振り回されないでください。

Q おいしくするための秘訣はありますか？

A 酸味、辛味、油のコクを活用しましょう。酢、レモン、ゆず果汁などはすべて塩分ゼロです。こしょうやとうがらし、わさびなどのピリッとした刺激もメリハリをつけてくれます。オリーブ油やごま油はコクと香りがダブルで楽しめます。おすすめはラー油。油のコクととうがらしの辛味、香りが最強です。

Q 薄味でもおいしく食べる裏わざはありますか？

A 塩分の多い料理を思い切って１つあきらめてしまうという方法はどうでしょう？　私はどうしても塩分が多くなりがちなみそ汁を日常の食事からはずしてしまいました。日本人が当たり前のように飲んでいるみそ汁をやめるだけで、他の食材の味まであきらめずにすみます。漬け物や佃煮も同様です。

腎機能を改善するための食生活について、気になること、知っておきたいことなどを著者がお答えします。

Q 減塩調味料を使えばいいですか？

A 「減塩」とうたっている市販品が多数あります。知っておきたいのが、塩味のもととなる「塩化ナトリウム」を、同様にしょっぱいと感じる「塩化カリウム」で置き換えているケースが多いことです。腎臓病で避けなければならないのは、ナトリウムだけではなく、カリウムも同様です。減塩の名前に惑わされず、必ず成分の確認をしてください。

Q 毎食が薄味だといつか限界になりそう

A 1日3食で2ｇずつの塩分では、いつも薄味と感じるでしょう。だから私は「朝食はゼロ塩」と提唱しています。朝食のメニューには塩分なしでもおいしいものが多いからです。牛乳やヨーグルト、無塩のシリアルや焼きいも、白米をナッツのコクで食べる方法もありです。ランチと夕食に塩分を回すというメリハリが大事なのです。

Q 塩分を含まない甘いおやつならいい？

A 腎機能障害の原因の多くは生活習慣病と切り離せません。糖尿病や動脈硬化を引き起こす、糖質は塩分と並んで要注意成分です。減塩を気にするあまり、甘いものに走るのは問題。ケーキ、アイスクリーム、ドーナッツ……どれも糖分だけではなく、脂質もたっぷり含みます。糖質やカロリーのコントロールは減塩と両輪です。

Q 隠れ塩分って？何に気をつければいい？

A 調味料以外の食品に含まれるのが隠れ塩分。漬け物、佃煮、塩辛などはすぐにわかりますが、一見わからないけれど、実は塩分が多い食品があります。かまぼこやさつま揚げといった魚の練り製品や、ハム、ベーコン、ソーセージなどの肉の加工品です。加工食品は、リンを含むものも多いので、腎機能が気になる人は要注意です。

おわりに

慢性腎臓病は、高血圧や糖尿病ほどは知られておらず、気づいたら進行してしまって引き返せないという人も多いのです。実は命に関わる重大な病気で、誰もが早くから気をつけなければならないのが腎機能です。ポイントは食生活と運動。特に減塩やカロリーコントロールが大切です。でも、わかっていても実行できないという声が多いのも事実です。

腎臓病の食事療法は進行するほど厳しくつらくなります。がまんの連続が一生続くと思うと、挫折してしまう気持ちもわかります。でも、なぜ減塩やカロリーコントロールで進行を抑えられる初期の段階でも食生活の改善ができないのでしょう？　それは現代人が外食やファーストフードで濃い味や高カロリーに慣らされ、知らず知らずに味覚が鈍感になってしまっているからです。

そのまま急に減塩しようとすると、物足りなくてつらいのは当然です。今回、腎機能を改善するための食べ方の基本を確認するとともに、鈍っている味覚をリセットし、がまんするのではなくおいしいと感じられるようになるための「ゼロ塩スープ」を提案します。レシピも掲載したので、まず実感してみてください。本来持っている「おいしいと感じる力」を磨き、無理せずに腎臓をいたわってくれるよう、願っています。

上月正博

協力

キッセイ薬品
https://healthcare.kissei.co.jp/shop/default.aspx
https://healthcareinfo.kissei.co.jp/support/
食事サポート:0120-515-260

木徳神糧
https://www.kitoku-shinryo.co.jp
フリーダイヤル:0120-885-870

バイオテックジャパン
https://btjshop.jp/
TEL:0250-63-1555

参考文献

『国立大学教授・腎臓の名医が教える 運動を頑張らなくても腎機能がみるみる強まる食べ方大全』
上月正博著(文響社)
『東北大学病院式 腎機能を自力で強くする食事と運動』
上月正博著(永岡書店)
『上月式 名医が教える腎機能のための食品成分BOOK』
上月正博監修(日本文芸社)
『1個、1尾、1切れ、1杯がひと目でわかる食品の栄養とカロリー事典　第3版』
(女子栄養大学出版部)
『エビデンスに基づくCKD診療ガイドライン2023』
日本腎臓学会(東京医学社)

STAFF
装丁/tobufune
本文デザイン/今井悦子(MET)
撮影/千葉充 ほか
イラスト/コウゼンアヤコ
栄養計算/金丸絵里加
DTP/G-clef
企画・構成/韮澤恵理

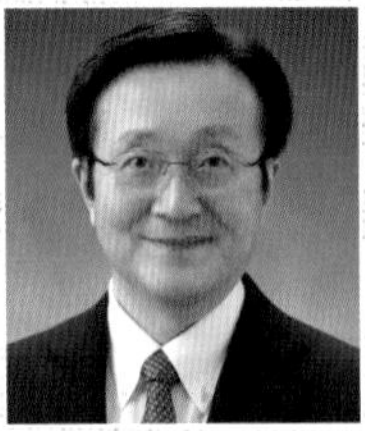

著者 上月正博（こうづき まさひろ）

東北大学名誉教授
山形県立保健医療大学理事長・学長

1981年東北大学医学部卒業後、メルボルン大学内科招聘研究員、東北大学医学部附属病院助手、講師を経て、同大学内部障害学分野教授。2002年東北大学病院リハビリテーション部長（併任）、2008年同障害科学専攻長（併任）、2010年同先進統合腎臓科学教授（併任）などを経て、2022年東北大学名誉教授に。同時に山形県立保健医療大学理事長・学長に就任。日本腎臓リハビリテーション学会理事長、国際腎臓リハビリテーション学会理事長などを歴任。日本腎臓学会功労会員、総合内科専門医、腎臓専門医、高血圧専門医、リハビリテーション科専門医。『腎臓リハビリテーションガイドライン』（南江堂）など専門書の著書・監修書多数。2018年には腎臓リハビリテーションの功績が認められ、名誉ある世界的な賞「ハンス・セリエメダル」、2022年には「日本腎臓財団功労賞」を受賞。

料理 金丸絵里加（かなまる えりか）

管理栄養士・料理家

おいしさと健康を両立させたレシピを雑誌や書籍、新聞などを通して広く提案している。カロリー計算、栄養指導、飲食店のメニュー開発に携わるかたわら、女子栄養大学の講師も務めている。
著書に『改訂新版 糖尿病の基本の食事』（学研プラス）、『ラクやせおにぎり 21日間でOK! ストレスゼロ! 血糖値コントロールでみるみるやせる!』（あさ出版）、『夫婦ふたりの健康を守る! シニアごはん』、『簡単! やせ体質になる! ジャーのサラダレシピ』（ともに枻出版社）、『毎日の健康スープと煮込みレシピ』（PHP研究所）など多数。

腎臓の世界的名医が教える
腎機能が改善する おいしいゼロ塩スープ

2024年3月11日　第1刷発行

著　者　上月正博
発行人　関川 誠
発行所　株式会社宝島社
〒102-8388
東京都千代田区一番町25番地
編集　☎03-3239-0927
営業　☎03-3234-4621
https://tkj.jp
印刷・製本　サンケイ総合印刷株式会社

ISBN978-4-299-05025-0